_____,

아프도록 수고한 당신에게

아프도록 수고한 당신에게
건강지속력

아프도록 수고한 당신에게
건강지속력

조셉킴 글

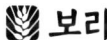 보리

의사들이 보내는 추천의 글

조셉킴 박사의 책 《아프도록 수고한 당신에게 건강지속력》은 서점에 넘치는 의학적 지식만을 대중적 언어로 옮겨 요약한 책들과는 결을 달리합니다. 아내의 임신과 출산 이야기에서 출발하여 건강의 비밀을 찾아가는 과정에서 체험한 생명과 건강의 본질을 과학적 지식을 기반으로 쉽게 풀어 가는 그 통찰이 놀랍습니다.

요즘 사람들은 건강을 지키고 몸의 불편함을 빠르게 해결하기 위해서 검사나 약물 시술을 쉽게 먼저 찾곤 합니다. 이런 시대에 스스로 자신을 지키고, 먼저 할 수 있는 방법을 찾고자 하는 사람이 있다면 이 책이 샘물 같은 역할을 해 줄 겁니다. 읽고 따라 하다 보면 어느새 내 안에 이미 내재된 생명적 치유의 힘을 깨우고 있음을 발견하게 될 테니까요.

- **정환욱** 산부인과 전문의(호움산부인과 원장, 자연주의 출산 선구자)

저는 30년 넘게 신경과 의사로 일하면서 몸과 마음이 아픈 환자들을 매일 마주합니다. 반복된 약물과 주사 치료로 해결되지 못하는 현대인들의 아픔이 갈수록 늘어나고 있습니다. 현대의학의 한계를 느끼며, 의사로서 내가 무엇을 놓치고 있는지 고민하고 지칠 무렵 스승 조셉킴 박사의 자기돌봄의학을 만났습니다. 자기돌봄의학은 제게 새로운 영감을 던져 주었습니다. 생명에 대한 경외와 철학까지 담긴 이 책은 건강지속력을 찾아주는 길잡이가 될 것입니다. 질병을 다루는 우리 의사들도 이 책을 통해 건강의 본질을 배울 수 있을 것입니다.

- **배영희** 신경과 전문의(서울아산신경과의원 원장)

조셉킴 박사님을 통해 통증이 아닌 사람을 치료하는 방법을 배웠습니다. 통증의 실타래를 잡고 그 사람의 몸과 마음에 밴 아픔의 근본 원인까지 찾아 들어가는 치료 흐름은 저의 진료 전체를 변화시켰습니다. 《아프도록 수고한 당신에게 건강지속력》에 소개된 자기돌봄 처방은 아픈 분들에게 위로의 메시지와 실질적인 해결 방법을 제시합니다. 건강한 이들에게는 예방뿐만 아니라 풍부한 건강 정보를 전달합니다.

- **이은준** 마취통증의학과 전문의(원마취통증과의원 원장)

조셉킴 박사님은 제게 사랑의 치료, 행복한 진료를 가르쳐 주었습니다. 이 책에는 누구나 쉽게 몸과 마음의 건강을 지키고 지속할 수 있는 지혜가 담겨 있습니다. 이토록 귀한 책을 집필해 주신 것 감사드립니다. 외과 전문의로 6년째 환자의 아픔을 진료하는 개원의로서 이 책을 진리에 가장 근접한 건강 서적으로 자신 있게 추천드립니다.

- **김대용** 일반외과 전문의(혁신의원 원장)

현대의학은 점점 더 발전하며, 점차 더 정교하고 세밀한 방향으로 나아가고 있습니다. 조셉 박사님을 만나기 전에는 현대의학의 방향이 당연히 옳다고만 생각했습니다. 하지만 환자를 치료하는 과정에서 현대의학이 놓치고 있는 중요한 부분들이 있다는 사실을 알게 되었을 때, 그 충격은 이루 말할 수 없었습니다. 지금은 많은 이들에게 보편적으로 인정받는 개념들이지만, 처음 이를 세상에 알리기 위해 박사님께서 겪으셨을 어려움과 노력은 이루 말할 수 없을 만큼 컸으리라 생각합니다. 이제 이러한 귀중한 통찰을 더 많은 사람들에게 쉽게 전하기 위해 책을 출판해 주셔서 진심으로 감사드립니다.

- **장재훈** 재활의학과 전문의(참포도나무병원 원장)

조셉킴 박사의 연구는 늘 '사람'이 중심이었습니다. 몸과 마음을 돌봄으로 내 몸 안의 의사의 힘을 먼저 키워 주고, 필요에 따라 몸 밖의 의사가 함께 협진해 나가도록 강조하는 조셉킴 박사의 관점은 탁월합니다. 생명을 소중하게 바라보게 해 주고, 건강하게 삶을 살아가도록 이끌어 주는 책《아프도록 수고한 당신에게 건강지속력》을 적극 추천합니다.

- **이성재** 소아심장세부 전문의(전 대한통합의학회 초대회장)

《아프도록 수고한 당신에게 건강지속력》은 건강에 대한 새로운 개념을 전달해 주고 있습니다. 건강이란 단순히 아프지 않거나 불편함이 없는 상태가 아니라 어떤 상황에서도 자기 삶을 잘 살아 내도록 돕는 힘을 발휘하는 상태라고 정의 내리고 있습니다. 그 힘, 건강지속력을 회복하는 방법을 구체적으로 알려 줍니다. 조셉킴 박사님의 강의 내용에 전율했던 영감들이 이 책에서도 발견됩니다. 몸과 마음의 웰빙뿐만 아니라 각자의 삶을 건강하게 가꾸는 것에 큰 도움이 되는 책입니다. 건강을 추구하고자 하는 모든 사람들에게 적극적으로 추천합니다.

- **전지형** 한의사(당당한방병원 원장)

평생 진료실에서 고민했습니다. 어떻게 하면 우리 병원에 방문하는 아이들 더 건강하게 성장하도록 이끌어 줄 수 있을까? 막연하게 고민하던 가운데 조셉킴 박사님을 만나 실제적인 방법을 배웠고, 무엇보다 용기를 얻었습니다. 조셉킴 박사님의 환자를 대하는 따뜻한 마음가짐과, 건강관리를 위한 유용한 지침, 즉 건강지속력에 대한 통찰이 이 책에 고스란히 담겨 있습니다. 아이 키우시는 부모님들이 이 책을 꼭 읽고, 자녀에게 건강을 지도해 주면 너무 좋겠습니다.

- **강애실** 소아과 전문의(전 강소아과 원장)

'스스로 구원하라' 이것은 건강한 삶을 원하는 모든 사람들이 가져야 할 신념이라고 생각합니다. 건강하고 싶다면 자기 자신을 돌볼 줄 알아야 합니다. 이를 돕기 위해 조셉킴 박사는 고뇌와 깨달음을 통해 얻은 구체적인 '자기돌봄처방'을 제시하고 있습니다. 《아프도록 수고한 당신에게 건강지속력》은 누구나 실천할 수 있는 이러한 자기돌봄 방법들은 독자가 스스로 몸과 마음을 돌보는 데에 지침서가 되어 줄 것입니다.

- **유호인** 일반의

세계 시민들이 보내는 추천의 글

저는 조셉킴 박사님에게 받은 자기돌봄 지도에 대해 아무리 말해도 부족할 정도로 감사하고 있습니다. 이제 그의 놀라운 재능의 일부를 책을 통해 공유하게 된 것을 정말 기쁘게 생각합니다. 7명의 아이를 둔 엄마로서 겪는 신체적, 감정적 어려움 속에서도 이 책의 내용들은 제가 건강과 연결될 수 있도록 도와준 귀중한 자원이었습니다. 조셉킴 박사님의 메시지는 제 몸과 마음을 돌보며 매일 스스로 건강을 가꿀 수 있는 힘을 주었습니다.

- **앨리슨 크래프트** Alison Craft (7자녀 엄마, 과학교사, 미국)

제 삶에서 놀랍고도 의미 있는 목소리를 가진 몇 안 되는 분들 가운데 한 분이 조셉킴 박사님입니다. 대화를 통해, 저는 제가 인식하지 못했던 관점을 내려놓을 수 있었습니다. 그건 스스로를 기계처럼 바라보고, 겉으로 드러난 증상들만을 해결하려고 했던 저의 시선을 바꾸어 주었습니다. 조셉킴 박사님이 어렵게 얻은 지혜는 저와 제 가족이 더 희망적이고 건강한 삶을 향해 나아가는 길을 제시해 주었습니다. 《아프도록 수고한 당신에게 건강지속력》이 여러분의 건강에 큰 도움을 줄 것입니다.

- **사이몬 아담** Simon Adam (초등교사, 영국)

저와 제 가족이 서울에 사는 동안 조셉킴 박사님을 만날 수 있었던 것이 정말 큰 행운이었습니다. 그의 지식은 깊고, 각 사례를 다룰 때 보여주는 전문성과 신뢰감은 매우 인상적이었습니다. 그는 증상뿐만 아니라 문제의 근본 원인을 이해하기 위해 시간을 들여 신중하게 경청하며, 개개인의 필요에 맞춘 돌봄을 해 주었습니다. 그의 접근법은 항상 전체적인 관점에서 장기적인 건강을 중시하며, 단기적인 해결책에만 의존하지 않았습니다.

그의 지혜를 담은 책 《아프도록 수고한 당신에게 건강지속력》을 특정 건강 문제를 겪고 있는 사람이나 자기 관리에 대한 이해를 깊게 하고 싶은 모든 분들께 적극 추천합니다. 건강은 도착지가 아니라 지속적이고 변화하는 실천이라는 것을 상기시키는 이 책은, 몸과 마음의 건강을 증진하기 위한 실용적인 처방과 실행 가능한 전략들을 제공합니다. 이 책이 저에게 영감을 준 것처럼 여러분에게도 큰 영감을 주길 바랍니다.

— 마르고 루셰 Margot Ruesche (전 주한 프랑스여성협회 회장, 프랑스)

조셉킴 박사의 진료에서 저는 항상 큰 감명을 받았고, 그의 치료는 제 삶에 큰 풍요로움을 더해 주었습니다. 종종 그의 모든 지식과 현명한 조언을 한 권의 책으로 정리된 형태로 만날 수 있다면 얼마나 좋을까 생각했는데, 이제 그 소망이 현실로 이루어졌습니다.

그는 저의 증상을 해결하는 데 그치지 않고, 인격적이고 전체적인 접근으로 다가왔습니다. 몸과 마음의 균형과 조화를 회복하는 데 중점을 두었습니다. 이것은 아픔과 질환뿐 아니라 삶 자체에 대한 정신적인 태도까지 변화시켰으며 건강과 웰빙에 결정적인 영향을 미쳤습니다.

《아프도록 수고한 당신에게 건강지속력》은 조셉킴 박사의 깊은 통찰력과 전문적인 지식을 담고 있어 많은 독자들에게 큰 도움이 될 것이라 확신합니다. 그의 책을 통해 많은 이들이 건강과 삶의 본질에 대해 새롭게 깨닫고, 몸과 마음의 조화를 이루는 길을 찾기를 바랍니다.

– **벤야민 노이스** Benjamin Neuss (대학교수, 독일)

조셉킴 박사님을 처음 만났을 때 저는 번아웃 상태에 있던 엔지니어로, 답을 찾고 있었습니다. 그의 솔직함과 공감은 제 삶과 환경을 재평가하도록 영감을 주었습니다. 나 자신을 돌보는 중요성을 일깨워 주었습니다. 6년 뒤, 저는 심리학을 공부하는 대학원생이 되었고, 몸과 마음에 대한 자신감을 되찾았습니다. 박사님 말씀이 저에게 깊이 와 닿았던 것처럼, 여러분에게도 깊은 울림을 주길 바랍니다.

– **폴 샤베르** Paul Chabert (심리상담전공 대학원생, 프랑스)

둘째 출산 과정에서도 조셉킴 박사님과 같은 나라에 계속 살고 있었다면 얼마나 좋았을까 생각했습니다. 첫아이를 임신했을 때 조셉킴 박사님의 도움으로 저와 태아의 건강은 잘 유지되었고 건강한 자연분만을 했습니다. 아기의 성장과 발달의 중요한 단계마다 엄마로서 아기에게 무엇을 해 주어야 하는지를 배웠습니다. 그리고 저희 어머니까지 조셉 킴 박사님을 만나게 되었던 경험은 정말로 뜻깊었습니다.

　박사님은 전문성, 지식, 이론은 물론 따뜻하고 친절한 태도로 자신감을 심어 주셨습니다. 그의 지혜를 담은 책을 손에 들고 있다는 것만으로도 저의 가정에 큰 위안과 확신을 줍니다.

- **일레인 무어**Elaine Moore (주부, 아일랜드)

　조셉킴 박사님을 만나고 그의 돌봄을 받은 것은 정말 축복이었습니다. 그의 친절함과 순수한 마음은 정말 인상 깊었습니다. 아픔을 해결하고 건강 문제가 없을 때에도 그의 조언에서 따뜻함을 느낄 수 있었고, 그와 친구가 된 것 같은 느낌이 들었습니다. 멀리 떨어져 있지만 《아프도록 수고한 당신에게 건강지속력》의 내용들은 마치 박사님이 바로 옆에서 이야기해 주는 것 같습니다. 이 책을 추천할 수 있게 되어 영광입니다.

- **앤 비야르네손**Ann Bjarnesson (간호사, 스웨덴)

　조셉킴 박사님은 저와 남편, 딸에게 정말 특별한 존재였습니다. 서울에서 외국인으로 살면서 그는 저희에게 집과 같은 편안함과 훌륭한 자기돌봄 건강관리법을 제공해 주셨습니다. 그의 표현과 지혜는 심리상담

사인 저에게 스트레스를 초월하게 해 주는 심리치료 같았습니다.

박사님을 만날 때마다 저희 가족은 몸과 마음의 건강을 회복할 힘을 얻었습니다. 그리스 철학자 아리스토텔레스의 고전 《영혼에 관하여 Peri Psychis》와 같이 조셉킴 박사의 돌봄은 사람의 영혼과 몸에 대한 깊은 통찰을 주었습니다. 그 정수가 담긴 이 책 《아프도록 수고한 당신에게 건강지속력》을 꼭 정독하십시오!

- 네나 만초루 Nena Mantzorou (심리상담사, 그리스)

저희 부부는 조셉킴 박사님을 만나면서 몸과 마음이 서로 연결되어 있고, 서로에게 영향을 주며 나를 형성한다는 것을 진정으로 깨달았습니다. 그의 돌봄은 저희의 마음을 움직였고 감동적이었습니다. 박사님의 자기돌봄 내용들은 녹음을 듣고 공부하고 싶을 정도였습니다. 이제 《아프도록 수고한 당신에게 건강지속력》은 저희 부부의 건강 교과서가 되었습니다. 이 책은 여러분의 삶을 건강하고 풍요롭게 만드는 데 확실한 도움을 줄 것입니다!

- 유이 나카야마 Yui Nakayama (간호사, 일본)

조셉킴 박사는 몸과 마음의 밀접한 관계를 자세히 풀어내어 의학적으로 깊이 있게 설명해 동기부여를 주었습니다. 자기돌봄의학은 건강에 대한 저의 관점을 영구적으로 바꾸어 놓았습니다. 그는 개인적인 경험, 과학적 연구 그리고 환자에 대한 깊은 공감을 조화롭게 엮어 의미 있는 조언을 제공하는데, 그 능력은 정말 독보적입니다. 그의 철학을 직접 경험한 사람으로서《아프도록 수고한 당신에게 건강지속력》이 건강과 내면의 힘을 활성화하고자 하는 모든 사람에게 인생을 변화시키는 안내자가 될 것이라고 확신합니다. 그의 통찰력은 제 삶에 지울 수 없는 영향을 주었으며, 그것이 담긴 이 책을 적극 추천합니다.

- 마날 바카티르 Manal Bakathir (치과의사, 사우디아라비아)

저희 가족은 몇 년 동안 조셉 박사의 조언과 건강 접근 방식에서 많은 통찰을 얻을 수 있었습니다. 매번 그의 차분하고 평온한 태도에서 새로운 것을 배웠습니다. 그의 전문 지식과 팀의 협력으로 완성된 책《아프도록 수고한 당신에게 건강지속력》을 영어 버전으로 읽을 날이 너무 기다려집니다.

- 헤마 남비아르 Hema Nambiar (주부, 인도)

《아프도록 수고한 당신에게 건강지속력》은 우리 몸과 마음에 내재된 치유의 힘을 받아들이라는 강력한 메시지를 전달합니다. 그는 임상적 전문성, 과학적 엄밀함 그리고 따뜻한 배려심을 이 통찰력 있는 책과 조화롭게 결합시켰습니다. 그는 과학을 누구나 이해할 수 있도록 설명하는 특별한 재능을 지니고 있습니다. 그는 내 가족과 나를 자기 자신을 발견하는 여정으로 이끌어 주었고, 우리 몸이 지닌 본래의 치유 지혜를 깨닫고 활용할 수 있는 힘을 주었습니다. 이 책은 일상생활에서 실질적으로 적용할 수 있는 추천 방법들을 제공하고 있어, 여러분의 건강 여정에 큰 도움을 줄 것입니다.

– 산지니 드 실바 리즈버만 Sanjini De Silva R.(환경과학자, 스리랑카)

《아프도록 수고한 당신에게 건강지속력》이 제가 임신 중에 나왔더라면 정말 좋았을 것 같아요! 하지만 다행히도 조셉 박사의 가이드 덕분에 임신 중 아픔이 해결되었답니다. 서양 의사들이 깜짝 놀랄 정도로요! 조셉 박사의 놀라운 도움을 받을 수 있었던 한국에서 다시 살 수 있다면 좋겠지만, 그렇지 않으니 이 책이 훌륭한 대안이 될 거라 믿습니다! 여러분에게도!

– 트리샤 볼렌더 Tricia Bolender (글로벌 건강 컨설턴트, 미국)

저는 예술가로서 오랫동안 몸속에서 일어나는 다양한 느낌을 그림으로 표현해 왔습니다. 조셉 박사는 우리 몸속 생명을 지켜 주는 시스템을 설명해 주었습니다. 그 시스템을 이루는 모든 기관들이 서로 본질적으로 연결되어 저를 위한 건강을 만들어 낸다는 설명은 매우 흥미로웠습니다. 예술가와 엄마라는 타이틀을 병행하며 살던 저에게 나타난 몸의 아픈 느낌을, 문제로 보지 않고 그건 '수고와 열정'이라고 진단해 준 것과, 저 스스로를 돌보라는 조언은 저의 예술 작업에 큰 영향을 미쳤습니다. 몸과 마음도 본질적으로 서로 연결되어 영향을 주며 몸속에 다양한 느낌을 일으킨다는 설명은 제게 깊은 영감을 주었습니다. 《아프도록 수고한 당신에게 건강지속력》이 이야기하는 자기돌봄은 저의 작품만이 아니라 저의 존재를 예술이 되게 해 주었습니다.

- 카르멘 세니가 프라도 Carmen Ceniga Prado (미술가, 스페인)

이 책을 쓰는 마음

주치의도 교수도 모른다던
'건강지속의 비밀'을 찾기까지

헤어짐

비 오는 밤 11시. 런던 핀칠리가 150번지 히스웨이코트 빌라 2층. 히드로공항에서 나 혼자만 텅 빈 집으로 돌아왔다. 기어코 아내는 수술을 위해 한국행 비행기에 홀로 몸을 실었다. 아니 18개월 아들도 동반했다. 배 속에 유산된 12주 태아도 함께였다. 나를 제외하고 모두가 한국으로 떠난 것이다.

건강했던 아내는 첫아들을 런던왕립병원London Royal Free Hospital에서 응급 제왕절개로 출산했다. 아내는 따뜻한 진료실에서 긴급히 차가운 수술대 위로 옮겨졌다. 산모와 아기 모두에게 위급했던 순간이었다. 수술 후 중환자실로 옮겨진 아내는 여전히 떨고 있었다. 몸과 마음 모두. 나는 주치의에게 물었다. 이 긴급했던 상황의 근본 원인이 무엇인지. 주치의는 감사하게도 아는 척하지 않고 솔직히 말했다. 원인은 알 수 없다고. 과학적으로 통계적으로 이런 일은 종종 일어나기도 한다고. 다만 불행히도 너에게 일어났을 뿐이라고. 주치의의 답변은 어떤 위로도 되지 않았다.

아내는 첫아이를 낳고 18개월 뒤 임신을 했다. 입덧과 함께 육아로 고군분투하던 아내는 임신 12주차, 늦은 첫 병원 방문에서 유산이 확인되었다. 긴급하게 소파수술이 필요했다. 아내는 의사에게 수술은 한국에서 하겠다고 말했다. 주치의는 만류했다. 아내는 수술 후 영국 병원에서 주는 피시앤칩스보다 한국 병원에서 주는 따뜻한 미역국을 먹고 싶다고 이야기했다.

나는 그때도 주치의에게 물었다. 유산의 근본 원인이 무엇인지. 주치의는 통계적 데이터를 제시하며 설명하다 마지막엔 '모른다'라고 했다. 근본 원인을 모른다는 그 말이 고마웠다. 마치 '너도 의학자이자 과학자이니 네가 한번 원인을 찾아 나서는 것이 어때?'라는 말 같았다.

런던 히드로공항 출국장에서 아내와 아이를 꼭 껴안았다. 함께 가 주지 못해 미안하다고. 인턴 자리를 비우고 다가올 시험 평가를 놓치게 될 경우 다시 일 년을 반복해야 하는 상황이었다. 못 간 게 아니라 함께 가지 않은 거였다. 자기는 괜찮다고 걱정 말라는 아내와 아이만 12시간 넘는 비행길에 오르게 하고, 늦은 밤 홀로 돌아온 집에서 나는 자책했다.

당시 인턴이었던 나는 내 환자들의 통증을 돌보는 것에 열심이었다. 통증 원인을 찾기 위해 밤새 논문에 파묻혀 있던 날이 많았다. 그러나 정작 내 가족의 건강은 돌보지 못했던 것이다. 건강하다고만 생각했다. 의료적으로 건강했던 아내가 두 번의 수술 상황을 마주해야 했던 근본 원인이 무엇이었을까? 내가 찾기로 했다. 내가 무언가 놓치고 있는 것이 분명했다.

건강비밀 찾기 여정, 케임브리지

고민했다. 어디서부터 어떻게 무엇부터 시작해야 할까? 일단 파묻혀 있던 의학 교과서와 논문의 미로를 벗어나기로 했다. 건강을 쉽게 잃어버리지 않는 방법, 잃어버렸어도 다시 회복하는 방법, 그리고 지속가능한 건강을 완성하는 방법. 이것을 찾아내는 것을 목표로 설정했다. 면허시험을 위한 공부가 아니라 내 가족을 살리는 공부를 하기로 결심했다. 오후 5시. 런던에서 인턴 업무가 끝나자마자 2시간 반을 운전해서 케임브리지대학교University of Cambridge로 가 야간 생리학 수업을 들었다. 기본으로 다시 돌아가 보기로 한 것이다.

담당 교수가 생명을 지키기 위한 몸속 10가지 생리적 시스템을 강의했다. 생리학 분야 권위자로 이름난 이였다. 그는 마치 자기가 설계한 것처럼 몸속 시스템의 정교함을 설명해 나갔다. 피 한

방울 속에 약 500만 개의 적혈구와 그 안에 5,000조 개의 산소를 예를 들며 몸의 웅장함을 찬양했다. 출산을 예로 들며 건강한 산모가 출산 중에 잠이 들어도 아기는 태어날 수 있을 정도로 몸의 시스템은 정교하다고 확신했다.

그 말을 듣는 순간 내 손이 나도 모르게 올라가고 있었다. 왜 그 놀라운 시스템이 건강했던 나의 아내에게는 발휘되지 못했는지 질문했다. 나는 중요한 비밀을 마주하기 직전처럼, 기대로 가득 차 숨을 고르며 답변을 기다렸다. 교수는 망설임 없이 자신 있게 답변을 주었다. 그건 자기도 모르겠다고. 오히려 나에게 그것을 알게 되면 본인에게 알려 달라고 했다. 그랬다. 아직 의학과 과학에는 모르는 것이 많았다. 그래서 답을 발견해 나갈 새로운 길들을 개척해 내야 하는 것이다.

'우리 몸에는 스스로 생명을 지켜 내는 자기돌봄시스템이 있다. 그런데 왜 이 몸속 시스템이 발휘되지 못하는 일이 생길까?'

이 질문에 답을 구할 때까지 나의 건강비밀 찾기 여정은 끝낼 수 없다.

건강비밀 찾기 여정, 옥스퍼드

'면역학, 미로를 통과하는 길'이란 주제의 세미나가 이틀간 옥스퍼드대학교 University of Oxford에서 개최되었다. 한적한 대학 기숙사에 짐을 풀고 미로 같은 캠퍼스를 지나 강의장에 도착했다. 무언가 발견할 수 있을 거란 기대로 강의장 문을 열었다. 참석자 전원은 제약회사 연구원들이었다. 세미나는 비정상적 면역반응과 멈춰 선 면역세포활동으로 나타나는 증상을 다루는 것으로 포문을 열었다. 그리고 그 증상을 경감해 줄 최신 화학약물 개발 아이디어를 세포 표면 수용체에서 더듬어 찾고 있었다.

나는 그 자리에서 무언가 어색함을 느꼈다. 분명 먼저 짚고 넘어가야 할 것들이 있는데 아무도 말하지 않기로 암묵적인 동의가 되어 있는 느낌이었다. 비정상적인 면역반응을 다루기 이전에, 애초에 그런 비정상적인 면역반응이 왜 생기는가 하는 질문이 빠져 있었던 것이다. '자연스럽게 이루어지던 면역반응이 어째서 비정상적으로 불안정해질까? 왜 건강한 면역세포들의 활동이 위축될까?'라는 본질적 논의가 선행되어야 한다. 미로를 어떻게 빠져나갈지보다 왜 멀쩡한 길이 이토록 복잡한 미로가 되었는가를 먼저 생각해야 한다는 말이다.

물론 비정상적 면역반응의 원인은 몰라도, 그 결과로 발현된 증상을 완화해 줄 약이 필요한 건 당연하다. 그 노력도 잘 안다. 하지만 아쉬운 거다. 본질은 증상 완화보다 원인 제거에 있지 않은가. 강의 맥락에 맞지 않는 질문이지만 최대한 자연스럽게 꺼내 보았다. 인체 내 시스템 에러와 함께 면역약화와 비활성화의 근본 원인은 무엇일지? 불편한 질문이었다. 잠깐의 침묵이 흘렀다. 아무도 답하지 않았지만 모두가 잠시 커피잔을 내려놓고 잠시 침묵함으로써, '생각해 볼 만한 질문'이라는 의견을 표현해 주었다.

의학과 과학에 종사하는 우리는 모르는 것 앞에 서 있는 것이 때로 불편하다. 그래서 가설을 세우고 통계적 실험 결과로, 가능성 수치로 그 모름에 대해 대답한다. 그리고 한동안 증상을 눈으로 보이지 않게 해 주고, 덜 느끼도록 해 주는 것으로 치료접근하는 경우가 많다. 결국은 몸 내부의 시스템과 힘이 스스로를 치료해 내는 것이다. 멀쩡한 길이 미로가 되지 않도록 해 주는 세미나는 아니었지만 적어도 다음과 같은 귀중한 사실을 상기하고, 질문의 가지를 조금 더 뻗어 냈다.

'우리 몸속에 의사가 있다. 몸속 의사는 면역 시스템을 통해 몸속에 풍부하게 내재된 천연 약 성분을 이용해서 우리를 치료해 낸다. 몸속 의사는 24시간 몸을 돌본다. 이건 모든 의학자들이 동의한다. 결국 몸 밖 의사의 역할은 몸속 의사를 지원해 주는 것이다. 그런데 왜 몸속 의사들의 활동이 약해지고 서서히 멈추게 되는 걸까? 도대체 왜 아프게 되는 걸까?'

다시 기본으로 돌아가 보자 결심하고 해부실로 향했다.

건강비밀 찾기 여정, 런던 해부실

가워스트리트에 있는 UCL University College London 해부실과 링컨스

인필즈가에 있는 왕립외과대학The Royal College of Surgeons of England 해부실을 자주 찾았다. 여러 사연으로 기증된 해부용 시신들을 마주했다. 어떤 질환으로 사망했는지에 대한 기록을 살펴보고 해부된 몸을 살펴보았다. 그중에서도 출산 과정에 사망한 산모와 아기를 담아 놓은 유리관이 유난히 눈에 들어왔다.

해부실 테이블 위에 놓인 약품처리 후 해부된 몸의 골반을 살펴보는 늦은 오후였다. 얇은 해부용 고무장갑을 끼고 만지는 몸은 선선한 해부실 공기보다 차가웠다. 몸의 외부 근육과 관절 그리고 내부 장기들을 살펴봤다. 몸 안 모든 장기들은 얇은 막에 싸여 모두 주변 뼈와 근육에 붙어 있는 형태다. 그래서 외부 관절이 움직이면 내부 장기도 함께 따라 움직인다.

자궁도 그랬다. 자궁을 감싸고 있는 얇은 막이 골반과 고관절에 연결되어 있는 모습이 눈에 들어왔다. 그리고 자궁의 기능을 위해 필수인 혈관, 림프관, 신경들이 그 막을 관통해 자궁에 도달하는 모습도 눈에 들어왔다. 골반과 고관절을 움직일 때마다 자궁도 따라 움직였다. 서로 연결되어 있기 때문이다. 그 순간 머리가 하얗게 되는 것 같았다. 몸! 몸, 몸이라고!

계속 생각의 끈을 놓치지 않으려고 노력했다. 몸이 흐트러질 경우 내부 장기들도 흐트러질 수 있다는 생각. 흐트러진 몸의 긴장이 혈액과 림프와 신경의 흐름도 멈춰 서게 할 수 있다는 생각. 이것이 몸속 시스템 작용에 문제를 일으킬 수 있겠다는 생각. 그럼 몸은 왜 긴장되고 흐트러질까? 정신 줄을 계속 잡고 생각을 이어 나갔다. 삶의 무게와 부담이 아닐까? 그것을 견뎌 낸 몸의 수고, 그리고 마음의 수고. 이렇게 생각의 끝자락에서 질문했다. 난산과 유산을 연이어 겪었던 아내는 임신기간, 육아 때 몸과 마음이 어떠했는지 떠올려 보았다.

후회

깊은 한숨이 나왔다. 아내는 임신기간 동안 앉아 있는 시간이 대부분이었다. 심리상담 과정을 하며 수업에서 온종일 앉아 있었다. 집에서도 과제를 한다고 컴퓨터 앞에서 양반다리나 다리를 꼬고 앉아 있었다. 고개를 숙이고, 등은 굽어 있었다. 골반의 작은 틀어짐이 아기를 품고 있던 자궁 위치에 영향을 주었으리라. 태아가 골반 입구를 진입하는 과정에서부터 문제가 시작되었을 것이다. 어렵게 진입했지만 하강하는 단계에서 흐트러진 골반을 만나 자연스럽게 다음 단계로 이어가지 못했을 것이다. 오랜 출산 지연은 태아의 산소포화도를 급격히 낮추고 응급 제왕절개로 갈 수밖에 없게 했을 것이었다. 유산의 이유도 이해되었다. 육아는 전쟁터다. 온몸이 긴장된 상태에서 임신을 하게 되면 뇌는 판단을 내린다. 이 임신을 끌고 가는 것이 맞는가?

뇌의 우선순위는 자기 자신이다. 아내는 타국에서 홀로 18개월

아들을 키워 내며 고군분투하고 있었다. 남편의 도움을 받지 못한 채 타국에서 홀로 말이다. 남편은 자기 일에 빠져 있었다. 6,700시간의 의학 과정과 1,200시간의 인턴 과정을 거치고, 36개 과목을 수강하고, 각 과목당 세 번의 시험을 치르고, 과목별 에세이들을 쓰고, 임상논문을 준비하면서 남편은 자기의 바쁨을 합리화했던 것이다.

하루 수면 4시간에, 주말에도 도서관으로 향하는 남편에게서 아내는 도움을 받지도 못했고 요청하지도 못했다. 몸도 마음도 지칠 수밖에 없는 아내의 몸속 태아는 유산이 될 수밖에 없는 환경이었던 것이다. 출산은 병원에서 알아서 잘해 주겠지 생각한 나는 남편으로서 무책임했다. 후회되었다. 미안했다.

연구

몸을 더 알아야 했다. 몸이 인체의 시스템 작용과 마음에 미치는 영향을 확인해야 했다. 다시 공부하고 연구했다. 그리고 알았다. 몸은 생명을 담고 있는 것만이 아니라, 생명을 지속가능하게 해 주는 핵심이었다는 것을. 몸속 장기들은 몸의 형태를 이루는 뼈와 근육에 모두 연결되어 있어, 몸이 흐트러지면 장기들도 흐트러진다. 그러니 그 기능이 발휘되지 못하는 것이었다. 마음도 몸에게서 영향을 받는다. 몸의 긴장과 흐트러짐을 인지한 뇌가 그것을 마음의 긴장으로 해석한다는 사실은, 뇌과학 분야에서는 더 이상 낯선 이야기가 아니다.

나는 간절하고 치열한 연구 끝에 몸의 구조가 흐트러지면 자율신경을 직접적으로 압박하게 되고, 기능적 불균형을 유도하여 몸 속 시스템을 불안정하게 한다는 것을 알게 되었다. 몸의 경직이 혈압과 뇌압 상승을 유도하고, 그것이 심혈관과 뇌혈관 질환에 미치는 영향을 확인했다. 몸의 긴장은 장기들을 압박하여 기능을 저하시키는 데 그치지 않고 림프액과 뇌척수액 순환의 저하도 유도한다는 것을 알았다. 그리고, 몸의 긴장이 마음의 긴장으로 이어진다는 막대한 양의 연구논문들도 확인하게 되었다.

몸, 몸. 몸은 그저 '몸뚱어리'가 아니라 고귀하고 소중함 그 자체인 것이다. 몸과 마음을 돌볼 때 그것이 암세포를 죽이는 NK면역세포(자연살해세포, Natural Killer Cell)의 활동을 깨운다는 것을 임상연구로도 직접 확인했다. 이는 그 어떤 약도 아직 해내지 못하고 있는 일이었다. 연구할수록 더 분명해졌다. 몸을 돌보고 마음을 가꿀 때 모든 것이 제자리로 돌아온다는 것을.

자기돌봄의학

건강에 대한 답도 멀리 있지 않았다. 건강의 파랑새는 바로 내 몸 안에 있었다. 몸 그 자체였다. 건강의 비밀은 몸을 소중하게 돌보는 것이었다. 몸의 환경을 매일 가꿔 주는 것이었다. 마음도 함께. 수명이 다할 때까지 생명이 지속가능하도록 몸에는 자기돌봄 시스템이 갖춰져 있다. 이 시스템은 몸과 마음을 매일 가꿔 줄 때 정상적으로 작동한다. 그리고 우리에게 '건강지속력'을 매일 부여해 준다. 건강지속력은 아픔을 이겨 내고 건강을 지속가능하도록 해 주는 힘이다. 자기 스스로 건강지속력을 발휘하도록 돕는 일, 나는 이것을 나를 스스로 지켜 주는 의학, 자기돌봄의학 Selfcare Medicine이라고 부르기로 했다. 이 책에서는 과학적인 연구를 통해 스스로 몸과 마음을 가꾸는 방법들을 소개할 것이다.

건강한 출산

난산과 유산을 겪은 아내는 3년 뒤 임신을 했다. 주치의는 수술을 계획할 것을 권했다. 그때의 나는 예전의 남편이 아니었다. 무엇을 해 주어야 할지 알고 있었다. 아내의 몸과 마음을 가꾸어 주고 돕기로 했다. 아내는 진통을 시작하고 병원에 도착해서 20분 만에 자연분만했다. 5년 뒤 아내는 마흔의 나이에 다시 임신을 했다. 주치의는 노산이기에 각종 검사와 함께 수술을 권했다.

필요할 경우, 또 응급할 경우 그에 상응하는 의학적 처치를 하는 것은 당연하다. 그것까지 거부하는 것은 아니다. 나도 의료인이다. 하지만, 몸속에 더 중요한 의사가 있고, 더 완벽한 시스템이 있다.

몸속 의사가 행복하게 일하고 시스템이 잘 작동되도록 해 주는 것이 진정한 의학의 목적이다. 몸과 마음을 가꾸어 주는 것이 모든 건강 전략의 우선순위다.

아내는 임신기간 자기돌봄을 했다. 온 가족이 그 돌봄을 응원해 주었다. 출산 당일, 남편과 여덟 살 아들, 다섯 살 딸, 온 가족이 함께 분만실에 있었다. 아내의 출산이 아니라 가족의 출산이었다. 아내는 분만실에 들어간 지 두 시간 만에 자연분만했다. 순산이었다. 산모도 아기도 건강했다. 첫째 아들이 갓 태어나 진득한 막냇동생을 자기 가슴 위에 올려 보는 것으로 새 가족 탄생이 마무리되었다.

아픔의 시작은 수고였다

나는 지난 13년간 전 세계 45개국 환자들을 치료해 주고, 건강 가이드를 해 왔다. 사연 없는 몸과 마음의 통증은 단 한 사례도 없었다. 그 삶을 엿보아야 그 아픔과 질환의 뿌리를 이해할 수 있었다. 그 사연의 끝자락에는 늘 수고가 있었다.

자기 재능을 꽃피우기 위해 경쟁 구도에서 수고하고 과로하다 아파진 예술가. 가족의 재능을 꽃피워 주기 위해 자기를 놓치면서까지 수고하다 아파진 아버지 그리고 어머니. 어린 시절 가족을 위해 자기를 우선순위에서 배제해야만 했던, 이제는 어른이 된 소년소녀가장. 출산 후 최소 9개월 정도는 회복 기간이 필요함에도 바로 24시간 육아를 해내야 하는 고단하고 아픈 육아맘. 남성 중심 사회구조 속에서 편견과 불평등을 헤쳐 내고 자기 길을 개척해 내는 수고로 아파진 현대 여성.

부모님의 기대에 부응하기 위해 밤낮없이 공부하다 아파진 학생. 사회정의를 실현하고자 용기를 내고 그 대가로 공격과 비난을 감수하다 아파지고 잊혀져 가는 정치인. 기업의 이윤추구를 너머 국가와 사회에 기여하고자 애쓰다 쓰러지고 아파진 기업인. 방과 후 엄마를 기다리는 어린아이를 먹여 살리기 위해 거친 세상에서 일하다 아파진 싱글맘. 화려해 보이지만 해외로 거처를 자주 옮기며 변화를 적응해 내야 하는 불안정과 남모를 외로움으로 아파진 외교관과 그 가족들.

모든 아픔에는 사연이 있었다. 그래서 그들에게 생긴 몸의 통증과 마음의 불안과 우울은 잘못이 아니었다. 문제도 아니었다. 수고였다. 자기를 챙기지 못한 시간이 길어져 몸속 자기돌봄시스템이 약해진 것뿐이었다. 그 아픔은 몸의 신호이자 노력이었다. 충분히 고생했으니 이제 시선을 나에게로 돌리고 나를 돌볼 때라는 호소였다.

처음부터 진통제와 항우울제로 그 신호를 차단하고, 각종 건강검진 수치를 맞추기 위해 약으로 먼저 다스릴 것이 아니었다. 모든 치료의 시작은 먼저 그 사연을 듣고 이해하는 것이었다. 아파진 나를 알아주고 이젠 스스로를 더 귀하게 돌보겠다는 마음의 다짐이 선행되어야 한다. 몸을 위한, 작지만 좋은 습관들을 매일 해 나가야 한다. 이것이 건강한 삶이다.

건강지속력

골든타임 응급처치가 요구되는 외상과 감염질환 그리고 유전질환을 제외하고, 아픔을 일으키는 질환은 대부분 만성질환이다. 삶에서 몸과 마음의 균형이 오랜 기간 조금씩 무너졌다는 말이기도 하다. 긴장의 축적이 삶에 깊고 무겁고 밀도 있게 쌓여 있다는 것이다. 수고가 많았다는 것이다. 결국 매일 나를 돌봐 주는 삶, 자기돌봄의 시작이 필요하다는 신호이다.

현시점에서 의학은 만성질환의 증상을 완화하는 데만 집중해서는 안 된다. 이와 병행하여 몸속 자기돌봄시스템을 회복시켜 주는 근본적인 치료가 필요한 것이다. 의학적 조치와 함께 각자가 해야 할 일이 있다. 몸과 마음에 축적된 긴장을 매일 조금씩 이완하는 것이다. 그 매일이 실천되면 조금씩이지만 분명히 회복의 단계로 돌아서게 될 것이다.

누구나 타고난 몸속 자기돌봄시스템이 있다. 자기돌봄시스템은 아픔을 이겨 내고 건강을 지속가능하도록 해 주는 건강지속력을 만들어 준다. 이 힘은 스스로를 매일 돌봐 줄 때만 발휘된다.

아프도록 수고한 당신에게 부탁하고 싶은 것

그동안 내가 진료한 모든 세계시민들은 자기돌봄의학과 건강지속력에 대해 '진작에 알았더라면 얼마나 좋았을까?' 하는 아쉬움과 '이제라도 알았으니 다행이다' 하는 한숨들을 내쉬곤 했다. 그 아쉬움의 한숨들을 오래도록 나는 가슴 깊이 보관해 두었다. 그리고 이제 그것들을 하나씩 꺼내 회상하고 소화해 가며 글로 풀어내기로 했다. 이 책을 읽는 모든 분들이 아프지 않고 더 건강하도록 해 드리자는 마음이 이 책의 시작이었다.

먼 길 마다하지 않고 달려와 책을 만들어 달라던 친구의 호소도 큰 이유였다. 국제 NGO 단체를 이끌고 있는 존 해리는 어느 병원에서도 원인을 찾지 못한 아픔에 시달리고 있다가 나를 만난 이후에 건강을 회복한 경험이 있는 분이었다. 그런 존이 어느 날 다시 나를 만나기 위해 10시간 비행기를 타고 왔다. 한국을 떠난 지 7년 만이었다.

자기뿐 아니라 같이 일하는 사람들이 치열하게 일하고 또 아프다고. 내가 알려 준 자기돌봄법이 자기 건강을 지켜 준 것처럼, 전 세계에서 일하는 자기 단체 직원들이 이 내용을 알 수만 있다면, 자기처럼 아픔을 이겨 내고 건강을 지속할 수 있을 게 분명하다고 했다. 그러니 이건 꼭 책으로 써야 한다며 눈물까지 글썽였다. 그가 내 손을 잡으며 들려준 그 마음도 이 책에 담았다.

이 책을 읽는 분들에게 당신의 아픔이 수고였음을 알려 드리고,

진정으로 고생했으니 이제 당신을 돌보는 삶을 살아갈 자격이 있음을 전해 드리고 싶다. '참건강'이란 질병의 유무를 너머 내게 주어진 오늘 스스로를 존중하고 소중하게 돌보는 삶 그 자체임을 전해 드리고 싶다. 이 책을 통해, 결국은 아픔을 이겨 내고 지속가능한 참건강을 실현하도록, 작지만 분명한 도움을 드리고자 한다.

1부에서는 우리가 아픈 이유와 그것이 오히려 기회가 된다는 사실을 알려 드린다. 그리고 누구나 타고난 건강지속력에 대해 소개할 것이다. 2부에서는 마음과 몸의 회복을 위한 구체적인 해법과 처방을 각각 열 가지씩 알려 드릴 것이다. 매일 실천한다면 누구나 참건강을 실현하게 될 것이다.

건강파랑새는 돌고 돌아 결국 바로 우리 몸 안에 있다. 이것을 아는 것, 인정하는 것, 그리고 받아들이는 것이 건강의 비밀이자 열쇠이다. 의학의 본질이다. 몸과 마음 돌봄 처방전을 하나씩 실천하다 보면 건강지속력을 회복하게 될 것이다.

책을 읽다 잠깐잠깐 책을 내려놓고 고개를 들어 긴 호흡을 10회 해보시길 부탁드린다. 이 책을 다 읽고 나면 이 부탁의 의미를 아시게 될 것이다.

2025년 4월

조셉킴 박사

차례

이 책을 쓰는 마음 ··· 16

1부 아픔, 그러나 기회

1장 아픔의 시작은 수고
아프도록 수고한 이들의 공통점 ··· 39
수고하고 아픈 이유 ··· 50
몸의 아픔, 통증은 나를 살피라는 신호 ··· 57
마음의 아픔, 우울은 나를 되찾으라는 신호 ··· 63

2장 누구나 타고나는 건강지속력
건강이란? ··· 69
건강지속력이란? ··· 78
나의 건강지속력 진단하기 ··· 83

2부 건강지속력 회복

3장 마음돌봄 처방

처방 1	마음 리모델링, 뇌 속 책	101
처방 2	스트레스 해독, 건강 추출	110
처방 3	마음 응급회복, 100초 자세	117
처방 4	감정파도폭풍, 참나로 고요하기	130
처방 5	과거돌봄, 존중으로 존재 회복	140
처방 6	현재돌봄, 감사로 건강파랑새 재발견	157
처방 7	미래돌봄, 용서로 자유 선언	166
처방 8	공감, 감정근육이완제	176
처방 9	미소, 마음근육이완제	183
처방 10	내 안의 아픈 아이에게 들려주는 동화	192

4장 몸돌봄 처방

처방 1	뇌 안전, 30cm 거리 유지	203
처방 2	심장수명, 30억 번의 박동 관리	211
처방 3	척추디스크, 100년 사용법	219
처방 4	뇌 디톡스, 500ml의 순환	228
처방 5	항암, 3가지 숲 되찾기	238
처방 6	참건강수명, 부교감신경과 텔로미어의 만남	252
처방 7	만성질환 완화, 47개 교감신경 달래 주기	262
처방 8	면역, 24시간 출동 준비 완료	272
처방 9	의자에 갇힌 나, 앉는병 극복	281
처방 10	건강지속력 자세	293

이 책을 전하는 마음　　　　　　　　　　　305
참고문헌　　　　　　　　　　　　　　　　308

1부
아픔, 그러나 기회

1장
아픔의 시작은 수고

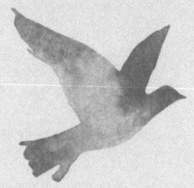

HEALTH SUSTAINABILITY

아프도록
수고한 이들의 공통점

남다른 열심재능

갑자기, 많이, 지속적으로 아파진 분들에게는 놀랍게도 몇 가지 공통점이 있다. 첫 번째는 모두들 하나같이 남다른 '열심재능'을 갖고 있다는 것이다. 이분들은 아프기 전까지는 건강에 큰 이상이 없다. 남보다 일을 더 열심히 하지만 몸의 회복이 빠르고, 마음도 긍정적이어서 힘든 줄도 모른다. 그래서 갑자기 아프게 된 것이 너무나 당황스럽다. 이분들은 분명한 목표를 가지고 있고, 목표를 이뤄 낼 계획을 촘촘하게 세워 놓았다. 실행에 있어서도 꾸준하다. 때론 인간의 한계를 넘어선 노력까지 더한다. 일단 하기로 한 일에는 포기라는 선택지는 없다. 나는 이것을 열심재능이라고 부른다.

조지워싱턴대학George Washington University 행동과학 임상학과 대니얼 리버먼Daniel Lieberman 교수는 이 특별한 재능을 도파민Dopamine 호르몬에서 찾아 연구했다.[1] 열심재능이 도파민 호르몬과 관련이 있다는 것이다. 도파민형 인간이라고도 표현했다.

도파민 열심재능을 지닌 이들은 현재 자기가 이룬 것보다 더 이루고 싶은 것, 아직 이루지 못한 것에 마음의 눈길이 더 간다. 현실 만족보다 성장을 위한 도전을 기꺼이 선택한다. 목표를 세우고, 계획을 짜는 순간 도파민이 분비되는 것이다.

이 순간 일이 설레고 삶의 열정이 일어난다. 계획한 것을 이루어 나갈 때마다 보람을 느낀다. 목적한 것이 가시권에 들어올 때면 밥을 제때 못 먹어도 배고프지 않고, 잠이 부족해도 힘이 난다. 일하는 것이 쉬는 것이고 쉬는 것이 일하는 것이 된다. 주변 누구도 이들을 당해 낼 수 없다. 정치, 경제, 사회, 문화, 예술 분야뿐만 아니라 모든 분야에서, 회사나 공동체, 가정 등 크고 작은 여러 단체나 모임들에서, 이들은 리더로서 역할을 하고 있다.

그러나 그토록 바라던 것을 가지게 되고, 이루게 되는 순간 도파민 분비는 급격히 줄어들며 멈춘다. 이때 만족보다 부족함과 위기의식이 찾아온다. 수고로 큰 성과를 이루었지만 이제 그걸 지켜 내야 하는 불안감이 마음 한편에 자리 잡는다. 도파민을 더 필요로 한다.

이번에는 더 성취하기 어렵고 큰 수고가 필요한 것들에 시선을 던진다. 꼭 한번은 이뤄 내고 싶었던 것에 마음의 눈길을 준다. 그것에 도전을 결정하고 계획을 세운다. 그 순간 사라진 도파민이 다시 분비된다. 몸은 고되지만 삶의 열정과 창의적인 생각들이 밀려온다.

이런 과정을 거치고 나면 '도파민 열심재능인'들은 생각한 바를 결국은 현실로 만들고 말 것이다. 또는 이루기 직전에 쓰러지거나 아프기 시작할 것이다. 그리고 이것을 삶에서 반복해 나간다.

도파민 열심재능인과 대조되는 부류가 있다. 바로 '엔도르핀Endorphin 여유재능인'이다.[2] 이들은 상대적으로 지금 자기가 가진 것에 만족도가 높다. 자아실현을 위한 '성장'이나 책임 지워진 것에 대한 '헌신'보다 현실적 '만족'과 자기중심적 '누림'을 중요시하는 편이다. 작고 소소한 것에도 의미를 부여한다.

이때 엔도르핀이 분비되어 행복감을 가진다. 자기 능력 범위와 한계를 설정하고 애초에 큰 목표나 높은 지표를 좇지 않기 때문에 자기가 원하는 것을 수월히 성취한다. 그 성취를 얻지 못해도 과정에 의미를 두기에 성취 여부와 상관없이 엔도르핀이 분비되어 행복감을 가진다.

그래서 엔도르핀 여유재능인은 도파민 열심재능인을 이해하지 못한다. 그들이 높은 목표를 정하고 그곳으로 향해 달려가는 치열한 삶의 과정이 너무 불행해 보인다. 일중독처럼 살아가는 그들을 곧잘 비난한다. 하지만 그들을 깊이 동경하기도 한다. 자주 그들의 열정과, 버겁지만 책임을 끌어안고 헌신하는 모습에 감동을 받기도 한다. 그런 과정을 통해 발전과 성장을 이루어 가는 모습을 보면서 엔도르핀 여유재능인들은 스스로가 게으른 건 아닐까 종종 고민하기도 한다.

도파민 열심재능인은 만족과 누림의 길에서 다소 멀어진, 수고의 삶만을 살아가야 하는 운명일까? 그렇지 않다. 아프도록 수고하는 삶에서 그들이 엔도르핀 여유재능인보다 훨씬 더 큰 현실 만족과 현재를 누림이 가능한 방법이 있다. 바로 '존중'과 '감사'이다. 열심재능인은 남에게는 크게 관대하지만 자기에게는 엄격하다. 긴장의 끈을 늘 잡고 있는 것이다. 하지만 지나온 삶의 길을 뒤돌아보며 최선을 다해 온 자기 모습을 진심으로 존중해 주고, 눈물로 일궈, 지금 내게 있는 것들을 감사하는 순간 몸에서 기적이 일어난다.

바로 몸의 통증이 줄고 마음의 고통까지 경감되는 것이다. 양서류에서 발견된 다이도르핀Didorphin이라는 호르몬이 있다. 엔도르핀보다 약 5,000배 강력한 통증 경감 효과를 가진 것으로 연구되었다. 그런데 인간은 아픔을 통해 깊은 성찰과 감사를 느끼고, 자기 존중을 통한 깨달음과 감동을 느낄 때면 우리 몸 안에서 이 다이도르핀보다 더 강력한 진통작용을 이끄는 '복합회복 호르몬'들이 분비된다.

이 복합회복 호르몬들은 단순히 통증만 경감시키는 것이 아니라 뇌를 긍정하도록 이끌어 심적 고통을 돌봐준다. 다이도르핀과는 비교가 되지 않을 만큼 광범위한 치유 효과를 발휘하게 만든다.

대표적으로 엔도르핀과 함께 따뜻한 안정감을 주는 옥시토신 Oxytocin과 평온한 행복감을 주는 세로토닌 Serotonin과 정서적 고통을 보듬어 주는 엔케팔린 Enkephalin은 매우 강력하게 진통, 항암, 항염증, 심혈관 개선, 뇌기능 향상 등의 효과를 이끌어 내는 것으로 증명 되어 왔다.

열심재능은 선천적일까? 의외로 일중독 도파민 열심재능인들은 사실 남을 살피는 마음의 여유가 있고, 남을 돕는 몸의 여유도 가질 줄 아는 이들이다. 다만 스스로에게 그 여유를 주지 못한 시간이 길어졌고 결국 아프게 된 것이다. 그리고 이들은 공통적으로 열심을 내어 수고할 수밖에 없는 특별한 '상황'에 놓여 있었다.

능력을 끌어올릴 수밖에 없는 상황

누구보다도 열심히, 치열하게 살아오다가 갑자기 아프게 된 사람들에게서 발견되는 두 번째 공통점은 '아플 수밖에 없는 상황'이 생겼다는 것이다. 아니 어쩌면 아플 수밖에 없는 상황을 만들어 낸 것일 수도 있겠다. 사람의 능력은 어디에서 오는가? 인지심리학자들은 결론적으로 입을 모은다. 바로 그 사람이 처한 특별한 상황에서 특별한 재능이 잠을 깨고 일어난다고 한다.

병원에서는 별다른 진단이 나오지 않지만, 몸도 마음도 아프고 불안하여 해외에서 한국에 있는 나를 찾아오는 분들이 있다. 호주, 캐나다, 노르웨이 등지에서 먼 거리를 마다하지 않고 달려올 정도로 간절한 분들이다.

그분들이 오면, 왜 아픈지 그 근본 이유를 찾기 위해 한 시간의 긴 컨설테이션consultation을 진행한다. 통증이라는 열매에서 시작해, 가지를 타고 줄기를 거쳐 뿌리까지 파헤치다 보면, 이들에겐 늘 열심과 수고로 삶의 무게를 견뎌 온 과로가 있었다. 그리고 그 수고의 출발점은, 살면서 피할 수 없는 어떤 특별한 상황에 놓여 있었기 때문임을 발견하게 된다. 물론, 수고하고 아픈 분들이 수고만 하고 자기를 전혀 돌보지 않았다는 것은 아니다. 나름 운동도 하고 여가도 가지고 휴식을 취했을 것이다. 그러나 그 나머지 시간을 쉼 없는 수고로 빼곡히 채울 수밖에 없는, 그들이 열심히 해야만 하는 상황이 있었다. 그 상황이 그들의 능력을 최대치로 끌어올린 것이다.

내가 만난 환자 중에 유명한 음악가 집안 막내로 태어난 한 분의 상황을 보자. 어린 시절에 이분은 가족에게 '나는 악기를 잡지 않겠다'고 했다. 하지만 중학생 늦은 나이에 스스로 첼로에 입문했다. 한국에서는 아무리 노력해도 늦은 출발로 인해 입시 경쟁을 뚫고 예술고등학교와 예술대학교 진학이 어려울 걸로 판단했다. 그래서 열심히 준비해 독일에서 자기 능력을 펼치길 꿈꿨다. 그러나 그 이면에는 독일 대학교로 진학하여 '유명한 음악가 집안'이라는 명성에 누가 되지 않을 정도의 성과를 내야 한다는 강박관념이 있었다고 한다.

하루 10시간이 넘는 고된 연습을 거듭한 끝에 독일 학교 진학에 성공했고, 각종 콩쿠르에 나가 가족들에게 부끄럽지 않을 수상 경력을 쌓았다. 연애도 결혼도 생각할 시간이 없었다고 한다. 결국 독일에 있는 시립교향악단에 첼리스트로 합격했다. 이제야 가족들이 자기를 부끄러워하진 않겠지 싶었다. 하지만 첫 리허설에서 극심한 허리통증으로 쓰러졌고, 그것으로 첼리스트의 삶을 마무리했다고 한다. 이처럼 지금의 아픔 뒤에는 공통적으로 수고의 삶을 살아 내야 했던 특별한 상황이 있었다.

높은 책임 의식

아프도록 수고한 사람들의 세 번째 공통점은 책임 의식이 높다는 것이다. 책임을 진다는 것은 판단해서 결정하는 것이다. 그리고 그 결과를 떠안는 것이다. 그러니 스트레스가 높다. 신중할 수밖에 없고, 깊이 몰입하게 된다. 그 몰입에서 나를 놓치는 경우가 많고 이는 아픔으로 이어진다.

그래서 아픔의 뿌리를 타고 가다 보면 수고하고 아픈 이들 마음 깊숙한 곳에 있는 높은 책임 의식을 마주하게 된다. 이들에게는 몸이 열 개라도 부족하다. 어딜 가든 사람들이 좋아하고 따른다. 이들에게는 열심재능과 처한 상황에서 길러진 탁월한 능력이 있기 때문이다. 그리고 이 재능과 능력에 책임 의식까지 더해 더더욱 우선순위에서 나를 밀어내는 공통점을 찾아볼 수 있다.

내가 만난 환자들만의 이야기가 아니다. 한 사람이 태어나 계속 수고하며 살다 보면 결국 아프게 된다. 우리 사회에서는 보통 마흔쯤 되면 그 아픔이 나타나기 시작한다. 마흔쯤 되면 위로는 약해져 가는 부모를 돌보고, 아래로는 손길이 많이 필요한 자식을 돌보는 수고가 크다. 또, 사회 전반 어디에서도 자연스럽게 중심추가 되어 조율하고, 양쪽의 무게를 모두 견뎌 내는 역할이 많다.

이런 수고에서 아픔이 시작된다. 그 축적된 수고가 오십과 육십에 들어서면서 갑자기 큰 아픔으로 나타나기도 한다. 매년 건강검진을 하면서 관리를 해 온 사람도 오십과 육십에서는 잠재되었던 큰 아픔들이 생기는 것이다.

최근에는 스무 살, 서른 살에도 이유 모를 아픔을 겪는 일이 급증하고 있다. 세상에 이유 없는 아픔이 있겠는가. 젊은이들의 큰 아픔도 따라가다 보면 그들이 아플 만큼 수고를 해야 하는 시간을 보냈거나, 보내고 있는 중인 것을 발견한다.

세대를 불문하고 아픈 이들에게는 공통적으로 높은 책임 의식을 찾아볼 수 있었다. 더 잘하고 싶고, 더 잘해야 하는 책임의 무게를 수고로 안고 있었던 것이다. 제 몸이 다 아프도록 말이다.

원하는 걸 다 이루었는데, 그만두고 싶다

아프도록 수고한 사람들의 네 번째 공통점은 큰 성취감과 동시에 더 큰 상실감을 느낀다는 것이다. 아프도록 수고한 이들은 성공을 위해 달렸다기보다 열심히 달리다 보니 많은 성취들을 거두었다는 특징이 있다. 그런데 동시에 그 성취감보다 더 큰 상실감의 그림자가 바로 곁에 자리하고 있는 공통점이 있다.

그 상실감은 삶의 우선순위에서 내가 밀리면서 나를 잃어버린 것 같은 마음에서 시작된다. 가정 또는 사회에서 나를 지칭하는 여러 '타이틀'이 '나'라고 여기며 최선을 다해 살아왔는데, 이제 더 이상 그 타이틀이 필요해지지 않게 되면 큰 상실감이 밀려오는 것이다.

나는 수고하며 아프기까지 최선을 다해 왔는데 그 자리에 내가 없어도 잘 지내는 가족, 친구, 동료들을 마주할 때, 내가 없어도 내가 이루어 놓은 일들이 잘 돌아가는 것을 마주할 때, 상실감의 그림자가 짙어진다. 이 상실의 그늘 아래에서는 그동안 열정으로 해 온 모든 일을 그만두고 싶어진다. 그동안 주변 사람들로부터 '날아다닐 정도로 열심히 산다'고 인정받아 왔는데 이제는 조금만 움직여도 몸이 아프고 의욕도 없어진다.

결론부터 말하면, 이 상실감은 괜찮다. 삶 속 타이틀은 진짜 내가 아니기 때문이다. 타이틀을 가지고 무언가를 하는 나는 '참나'가 아니다. 지금 살아 있고 존재하고 있는 그대로의 나, 그 자체가 참나이며, 이 참나와 날마다 함께 살아야 한다.

그 참나를 마주하는 방법을 2막에서 처방받게 될 것이다. 상실감이 주는 공허함을 메우기 위해 소유를 추구하고 관계를 만들려고 하지 않아도 된다. 타이틀 속의 나는 상실되어도 괜찮다. 참나를 찾고 참나로 살게 되면 타이틀에 연연하지 않게 된다.

몸과 마음이 아픈데, 갈 곳이 없다

아프도록 수고한 사람들이 가지는 다섯 번째 공통점은 도대체 이 아픔을 어디서 다스려야 하는지 알 수 없다는 것이다. 내가 나를 상실해 가고 있을 때, 보통 함께 찾아오는 것이 있다. 바로 몸의 긴장과 통증 그리고 마음의 긴장과 우울이다.

또한 마음 깊은 곳에서 문득 자주 찾아오는 몇 가지 질문들이 있다. '나는 누구인가?' '산다는 것이 무엇일까?' 그리고 '나는 왜 사는가?'와 같은 질문들……. 열정으로 밤을 지새우고 날개 달린 듯 뛰어다녔던 수고의 기간에는 아플 여유도 없었다. 축적된 수고는 결국 몸의 여러 곳에 아픔을 준다. 일에 대한 권태도 찾아온다. 뭔가를 소유해 보아도 좀처럼 마음이 채워지지 않는다.

수고하고 찾아오는, 삶에 대한 의문과 몸의 아픔과 마음의 우울함. 하지만 이것에 어떻게 답하고 반응하느냐에 따라 나를 되찾고 나다움으로 다시 태어나게 할 수 있다. 그래서 이 약해짐은 내가 더 강해질 기회이기도 하다.

  삶의 우선순위에서 내가 밀려 내려갈 때 그동안 나를 위해 애써 왔던 몸속 자기돌봄시스템은 서서히 멈춰 선다. 한번 잃은 건강을 되찾기가 쉽지 않다. 유명하다는 병원도 쫓아다녀 본다. 건강검진도 한 번 더 해보고, 결과 수치를 맞추기 위해 약도 꾸준히 먹어 본다. 건강 서적과 방송이 추천하는 건강보조식품도 주문해 본다. 친구가 추천하는 필라테스와 퍼스널트레이닝 패키지도 끊어 본다. 문턱이 낮아진 정신과도 찾아보고, 심리상담도 정기적으로 받아 본다. 명상도 해보고, 마음소통 강좌도 찾아가 본다.

  모두 훌륭한 건강 도우미는 분명한데 건강을 완성하는 데는 무언가 퍼즐 하나가 빠져 있는 것 같다. 내 아픔을 근본적으로 해결해 줄 마지막 퍼즐 하나를 아직 찾지 못한 기분이 든다. 허전하다. 어디서 어떻게 시작해야 할지 갈 곳을 잃은 것 같다. 아픈데 내가 갈 만한 곳이 없다는 생각이 드는 것이 아프도록 수고한 이들의 공통점이다.

  이 마지막 퍼즐은 이제 곧 찾게 될 것이다. 우선 아픈 이유와 그것이 건강 기회가 되는 이유를 먼저 이해해 보자. 다음 장에서 그 이유들에 대해서 말해 두었다. 그리고 그 비밀 퍼즐은 뒤이어 천천히 소개될 것이다.

수고하고
아픈 이유

몸의 에너지 분배 균형이 무너지면 아파진다

앞서 아프도록 수고한 이들의 공통점을 살펴보았다. 이들은 어떻게 그렇게 아프도록 수고할 수 있었을까? 남들에게 없는 특별한 에너지원이 더 있었던 것일까? 아니다. 도파민 열심재능과 상황이 가져다준 능력이 원동력이 되어 왔을 것이다. 지금까지는 그 에너지원으로, 책임감으로 일에 몰입하게 되었을 것이다. 그 노력과 수고에서 남다름이 있었을 뿐이다. 인간은 누구나 사용할 수 있는 에너지 총량이 비슷하다. 인체의 한계가 있기 때문이다.

그럼, 그 많은 일들을 해내게 해 준 에너지를 어디서 끌어온 것일까? 여기에 에너지 분배와 균형의 문제가 있다. 에너지 분배와 균형에 문제가 생기면 우리 몸은 아플 수밖에 없다.

누구에게나 하루에 사용가능한 인체에너지가 동일하게 주어진 다고 가정해 보자. 인체에너지 전체에서 최소한 20%는 뇌가 기본 으로 사용한다.[3] 뇌는 밤낮없이 24시간 인체를 조율하는 지휘자 다. 잘 때도 심장을 뛰게 하고, 숨을 쉬게 하고, 온도를 조절하며 생명을 지켜 낸다.

전체 인체에너지에서 적어도 30% 정도는 면역에 사용된다.[4] 하루 약 2만 번의 호흡 과정에서 몸으로 침투한 먼지와 세균과 바이러스를 감지하고 대응해야 한다. 이미 몸 안에 숨어 자리 잡고 있지만 비활성화상태인 바이러스도 면역세포들이 찾아내 예의주시하고 억제시켜 놓는다. 매일 먹는 음식도 소화, 흡수, 해독 과정에서 면역반응을 해내야 한다. 상처난 곳도 아물게 해야 하고 체내에 있는 염증도 제거해야 한다. 매일 생성되는 약 2,000개 이상의 암세포들도 축적되지 않도록 신경 쓰며 억제해 놓아야 한다.

전체 인체에너지에서 20% 정도는 소화와 배출에 사용된다.[5] 생각보다 상당한 에너지를 소모한다. 먹는 음식이 곧 나의 인체를 만드니 중요하다. 음식물의 소화와 흡수 그리고 배출은 종합예술이다. 장과 뇌 사이 신경 교신과 호르몬 명령, 장내 미생물들의 효소반응으로 연주하는 예술에 가깝다. 먹고 살도록 해 주는 기본 생리활동만으로도 우리 몸은 많은 에너지를 필요로 한다.

이렇게 전체 인체에너지 중에서 생명유지를 위해 뇌 20%, 면역 30%, 소화 20%를 쓰고 나면 남은 것은 30%뿐이다. 이 30%로 일을 포함한 일상의 많은 일들을 해내야 하는 것이다. 당연히 남은 에너지로만 무언가를 잘 해내기에는 부족하다. 아프도록 수고한 이들은 어떻게 그 많은 수고들을 해내었을까? 결국 에너지를 다른 곳에서 끌고 와야 했다는 것이다.

뇌가 사용하는 기본 20%에서는 끌어올 수는 없다. 오히려 수고할 때는 뇌에 더 많은 에너지를 공급해 줘야 한다. 그래서 먼저 면역에 할당된 30%에서 상당한 에너지를 빌려 온다. 물론 면역을 잠시, 몇 시간에서 하루 정도 멈춘다고 당장 생명에 지장이 있지는 않다. 그런데 면역에 필요한 에너지를 줄이고 빌려 가는 빈도수가 잦고, 장기적으로 면역에너지 유출이 진행될 경우는 이야기가 달라진다.

아프도록 수고한 이들은 남다른 열정과 노력으로 달려오면서 오랜 기간 그 동력을 면역에너지에서 빼내어 써 왔다. 나이가 들어 면역이 약해진 것이 아니다. 면역을 위해 써야 하는 에너지를 일을 위해 쓴 것이다. 그것도 오랫동안. 그래서 만성적으로 면역이 약해져 있고, 그 상태가 지속되어 왔다. 그 수고의 시간이 지나고 아픔이 온 것은, 면역반응이 늦어지고 면역활동이 주춤해졌기 때문이다.

예를 들어, 여성은 일반적으로 남성에 비해 더 강력한 면역반응을 보이는데, 이 사실은 여성 평균수명이 더 높은 현상을 설명하는 이유로 자주 인용된다. 하지만 21세기는 여성이 가정, 문화, 기업, 정치 등 사회 전반에서 리더 역할을 수행하는 비율이 높아졌다. 20세기 초반에는 흔치 않던, 갑상선질환, 유방암, 자가면역질환 등을 포함한 면역계 관련 질환이 21세기에 들어서 여성의 건강에 적신호를 보내고 있다.[6] 지금의 자리에 이르기까지 필요했던 에너지를 면역에서 유출해 왔다는 말이다. 요즘 주변에 갑상선, 유방, 자궁에 만성질환증상이 없는 여성 리더를 찾아보기 어렵다.

이런 아픔들은 절대 나쁜 것이 아니다. 몸이 신호를 보내는 것이기 때문이다. 면역에게 에너지를 잠시 돌려주라고. 잠시 쉬어 가야 한다고. 당연한 이야기지만, 이 면역 문제에 어려움을 겪는 이들은 경쟁 구도에 노출된 남성과 청소년들도 예외가 아니다.

아프도록 수고하고 있는 이들에게는 면역에서 빌려 쓰고 있는 에너지로도 여전히 부족할 때가 있다. 그 부족한 에너지를 이제 음식 대사를 위한 20% 에너지에서 끌어오게 된다. 그러면 몸의 만성과로와 마음의 만성부담이 작용하여 소화장기들로 연결된 혈액 밸브가 잠긴다. 혈액 공급이 줄어든 장기들은 기능이 약해진다. 장기 내부의 근육은 위축되고, 장기를 감싸고 있는 얇은 복막은 긴장되며 굳어진다. 이 긴장들은 장신경, 장혈관, 장림프관들도 함께 압박한다.

이쯤 되면 음식 소화와 영양분 흡수가 쉽지 않게 된다. 입맛도 없어지고 배도 고프지 않다. 충분한 시간과 건강한 식사를 통한 당과 영양소 공급이 줄어든다. 당이 당장 필요한 뇌는 당을 쉽고 빠르게 흡수 가능하게 해 주는 단맛을 내는 것들을 갈구하게 만든다. 과자, 빵, 떡, 사탕, 초콜릿, 케이크, 아이스크림 등의 가공식품이 식사를 대체하게 된다. 건강기능보조식품이 주요 영양공급원이 되기 시작한다. 장의 고유 기능이 더욱 퇴화되는 시점이다.

소화를 위해 배정된 에너지를 빼내서 수고하는 일을 위해 지나치게 많이 쓸 경우, 장기의 기능은 계속해서 약해질 수밖에 없다. 이 과정은 만성소화장애, 과민성대장증후군, 장기유착, 위염, 장염, 종양 등 다양한 질환을 유도하는 주요 원인이 될 수 있음을 많은 전문가들이 경고하고 있다.[7] 면역에너지도 부족하고, 소화에너지도 유출된 상황에서는 소화장기들의 염증이나 감염이 일어나기 쉽다. 회복도 어렵게 된다.

장기들은 염증이 있어도 통증을 감각하는 신경분포가 부족해서 우리에게 신호를 제대로 전달해 주지 못한다. 그래서 장기에 발생한 질환은 상당히 진행될 때까지 우리가 잘 눈치채지 못한다. 이럴 때, 몸은 각 장기마다 연결된 신경을 따라 통증을 전달하게 되는데 그래서 전혀 이상이 없는 팔이나 어깨, 허리 등에서 통증을 느끼게 만들기도 한다. 팔이나 어깨, 허리 등은 장기보다는 좀 더 통증을 잘 느낄 수 있는 부위이기 때문이다.

'연관통증'이라는 이러한 신경메커니즘은 몸이 보내는 강력한 신호이다. 시선을 나에게로 향하게 하고, 잠시 멈춰 보라는 것이다. 몸만 아니라 마음도 신호를 보낸다. 장의 긴장과 위축을 알아차리는 미주신경은 그 모든 정보를 뇌로 전달한다. 뇌는 이 몸의 변화를 인지함으로 에너지 분배의 문제를 눈치챈다. 그리고 우울감을 유도한다. 면역과 소화가 써야 할 에너지까지 끌고 와서 수고에만 몰입하는 나를 깨우기 위한 의도이다.

몸의 신호가 차단되면 아파진다

몸은 단 한 번도 나를 포기 한 적이 없다. 몸의 우선순위는 나 자신이다. 우리 몸은 나 자신, 주인님을 위해 최선을 다한다. 주인님이 중요하게 생각하는 것들을 우선 최선으로 돕는다. 하지만 일이 주인님의 건강을 희생시키고 우선순위에서 한참을 앞설 때면 몸은 신호를 보낸다.

그 어떤 것도 주인님의 생명보다 더 중요한 것은 없기에 몸은 주인님에게 몸의 통증과 마음의 우울을 통해 신호를 보내는 것이다.[8] 자기를 돌보아야 할 타이밍이라고. 장기간 몸의 에너지가 일에 과하게 편중된 것을 알려 주는 것이다. 면역과 에너지에서 끌어온 에너지를 다시 돌려주라는 것이다.

그런데 우리가 바쁜 일상을 보내고, 시간이 부족한 상황에서 이 신호는 잘 수신되지 않는다. 오히려 진통제와 항우울제 등으로 신호가 손쉽게 차단될 수 있다. 이때가 만성질환의 조짐이 시작되는 순간이다. 하지만 몸은 포기가 없다. 몸에서 좀 더 잘 보이는 곳에다 가벼운 자가면역피부질환부터 시작해서 일상을 살짝 불편하게 만들 수 있는 증상들을 유도한다. 주인님의 눈길을 몰입하고 있는 일에서 자기 몸과 마음의 내면으로 향하게 한다.

그런데 이런 몸의 노력 신호는 허무하게도 종종 약으로 차단된다. 오히려 몸은 야단을 맞는다. 주인님은 몸이 유도한 반응이 불편해서 일에 몰입되지 않는다고. 꼭 바쁠 때 몸이 말을 잘 들어주지 않는다고 불평한다. 이 신호 차단이 지속될 경우, 어느 날 결국 모든 것을 멈춰야만 하는 큰 질환이 나타날 수밖에 없는 것이다.

몸의 아픔, 통증은
나를 살피라는 신호

세상에 사연 없는 아픔은 없다

최선을 다해 살고, 수고로 많은 일들을 감당하다가 찾아온 몸의 긴장과 통증. 과연 이것이 잘못인가? 나쁜 것인가? 아니다. 이 아픔의 시작에는 내 삶에 찾아온 특별한 상황, 책임감, 사랑, 열정, 희망, 노력이 깃들어 있다. 다만, 그런 상황에서 나를 우선순위에서 자주 미루어 두거나 오랜 기간 놓쳐서 몸이 아픔을 통해 신호를 보내는 것이다.[8]

이 아픈 통증은 제거 대상이 아니다. 나의 가는 길을 막는 장애도 아니다. 몸의 소중한 신호일 뿐이다. 신호는 수신을 잘하면 더 이상 발신되지 않는다. 아직 건강하기에 발신되는 신호이다. 몸이 이야기하는 것이다. 열심히 충분히 했으니 잠시 쉬는 시간이 필요하다고. 제발 주인님, 나에게 시간을 조금 달라고. 몸속 건강 시스템을 정비할 시간이 필요하다고 호소하는 몸의 표현이다. 그리고 스스로를 살피라는 신호다.

교감신경이 무리하면 아픔의 신호가 울린다

우리는 아프도록 수고해 온 삶에서 여러 큰일들을 해내야 했다. 그 큰일들 사이사이 작지만 중요한 많은 일들도 처리해야 했다. 가정에서든 일터에서든 그 일에 대한 책임감을 가지는 순간 뇌는 그 일을 잘 해내도록 도와준다.

특히, 교감신경계[9,10] 가 적극 관여하도록 스위치가 켜진다. 일을 잘 해내도록 몸의 환경을 바꿔 주는 것이다. 이 교감신경에 불이 켜지면 온몸을 단단하게 만들어 힘을 모아 준다. 그래서 평소보다 손과 발을 훨씬 빠르게 움직일 수 있다. 주변에서 날아다니는 것 같다고 한다. 심장도 강하고 빠르게 박동시켜 뇌에 혈액을 많이 보내 준다.

이때 뇌의 사고가 빠르고 창의력이 넘쳐난다. 근육에도 더 많은 혈액을 공급해서 활발한 활동을 지원해 주고 싶어 한다. 그래서 소화는 당장 급한 것이 아니니 내 장기로 향하는 혈류 밸브를 잠근다. 소화기능도 잠시 멈춰 놓는다. 면역계가 사용하는 몸의 에너지도 상당하니 이것도 일시 정지해 둔다.

이쯤 되면 몸은 날아다니며 세상의 어떤 일도 다 해낼 것 같다. 여러 일들을 벌여 놓아도 문제없다. 오히려 시너지를 내며 실제로 잘 해낸다. 하지만 교감신경의 사용에는 한도가 있다. 사용한 만큼 양질의 쉼이 있는 보상을 요구한다. 보상 없이 이 한도가 초과되면 모든 만성질환의 조짐이 보인다. 그래서 한도 초과 직전 알림 기능이 있다. 바로 아픔, 통증이다.

몸 긴장은 만성질환의 시작이다

교감신경이 한계 이상 항진되면 몸 전체 약 650개 근육이 지나치게 긴장된다.[11] 근육의 지속적인 과도한 긴장 상태는 근육 사이로 지나다니는 혈관을 끊임없이 압박한다. 이로 인해 산소가 결핍된 근육과 인대는 약해지고 쉽게 손상된다. 그래서 통증이 일어난다. 약 350개의 관절도 같은 운명에 처한다.

이것뿐이 아니다. 지속적인 교감신경 한도 초과는 혈관 자체를 수축시켜 전신이 산소부족으로 쑤시고 아프기 시작한다. 여기서 끝이 아니다. 몸의 긴장은 젖산과 같은 몸의 부산물을 유도하고, 이들을 배출하는 림프관도 압박하여 이 찌꺼기 단백질들이 체내에 축적된다.[12] 이들은 주변 통각신경들을 자극하여 몸 구석구석 불편감과 통증을 유도한다. 또 말단 신경뿌리들도 압박하여 몸이 저리고 아파진다.

몸의 긴장으로 압박을 받는 혈관과 림프관, 신경은 심장과 뇌를 포함한 대부분 장기들과도 연결되어 있어 몸 전체 시스템에도 상당한 부담을 안긴다. 이 부담들이 축적되어 가면서 내외과적으로 전신에 이상과 만성질환들이 유도되는 것이다.

차라리 통증이 없다면 덜 괴로울까?

평생 통증을 느끼지 못하면 행복할까? 약 1억 2,500만분의 1의 확률로 '선천성 무통각증CIP, Congenital Insensitivity to Pain'이라는 질환을 가지고 태어나는 이들이 있다.[13,14] 이 증후군은 매우 위험한 질환으로 분류되며 대부분은 25세 이상 살지 못한다. 사람이 밤을 새우게 되면 처음엔 피곤해지는 정도일 뿐이지만, 그것이 수일 동안 이어지면 통증을 느끼게 된다. 그런데 CIP를 가진 이들은 몸이 혹사되어도 통증을 못 느낀다. 그래서 이들은 신체의 한계를 넘나들다 갑작스런 죽음을 맞이하는 경우가 많다.

먹는 것도 그렇다. 한동안 먹지 않으면 배고프지만 그것이 한계를 넘어갈 때 통증이 어김없이 신호를 보낸다. 그런데 CIP환자들은 이 통증을 느끼지 못해 영양결핍과 불균형이 생긴다. 이런 식으로 다양한 질환들이 뒤따른다. 뼈가 부러져도 통증이 없기에 출혈로 사망하는 경우도 많다.

영국 케임브리지연구소에서 통증에 대해 연구하는 제프리 우즈

Geoffrey Woods는 본인이 치료한 CIP 환자들 중 상당수가 위험한 일을 자처하고, 스스로 목숨을 끊는 경우가 많다고 했다.[15] 통증 감각이 없는 이들은 무통증을 저주라고 여긴다. 삶의 모든 요소가 위험으로 다가오기 때문이다. 통제가 되지 않기 때문이다.

통증의 본질은 나를 살피라는 신호다

CIP를 겪는 이들에게 통증을 느낄 수 있도록 유도하는 약물이 개발되었다. 이들 몸에서 24시간 분비되고 있는 진통 성분의 물질을 차단하는 약물이다. 약물 투여 후 바늘로 살짝 피부를 찔러 본 뒤, 생애 처음으로 통증을 느껴 본 CIP 환자에게 의사가 물어보았다. 통증의 느낌이 어떠냐고.

모두 한결같이 비슷하게 반응한다. 통증이 너무 포근하다고 한다. 따뜻하다고 한다. 안정된 느낌이라고 한다. 의사는 통증은 불쾌한 느낌이고 아픔이라고 설명해 주고, 조금 더 아프도록 바늘을 찔러 본다. 그러나 CIP 환자들은 통증을 느끼며 행복해한다. 왜냐하면 그 통증이 본인들을 지켜 줄 것을 알기 때문이다. 그래서 통증이 행복으로 안전한 감각으로 다가오는 것이다.

그들의 반응을 통해 우리는 통증의 본질을 알게 된다. 통증은 나를 살리려는 몸의 건강한 신호라는 것을. 이렇게 만성통증은 나에게 오랫동안 이야기해 왔다. 이제 잠시 멈춰 서서 지나온 삶을 살펴보라고. 지금을 바라보고 나로서 미래를 살아가 보자고.

　몸은 나의 생명을 품고, 뇌는 나를 지키기 위해 신호를 건넨다. 그 신호의 시작은 늘 통증이다. 그런데 우린 아픈 몸을 잘못된 것으로 받아들인다. 이 신호를 나쁜 것으로만 인식하여 그 신호를 차단하기에 급급했다. 오랜 수고 후 찾아온 통증을 당장 없앨 것으로 인식하는 것이 아니라, 아픈 몸에게 먼저 보듬어 주는 것이 건강의 시작이다.

마음의 아픔, 우울은
나를 되찾으라는 신호

인간의 감정뿌리는 몸에 퍼져 있다

몸이 아프면 마음이 아파진다. 몸이 긴장하면 마음도 긴장된다. 뇌과학계는 '감정'에 대해서 다음과 같이 명확하게 정의하고 있다. 감정이란, 뇌가 몸 상태를 파악한 뒤 그것을 해석해서 반응하는 결과물이라는 것이다.[16,17] 쉽게 말해, 뇌는 삶 속에 마주하는 수많은 일들 그 자체보다 그것을 마주하는 몸이 어떻게 반응하는지를 예의주시한다.

몸에 힘이 들어가며 목과 어깨가 긴장되고, 심장박동과 숨 쉬는 것이 빨라지거나 불규칙하게 되는 것을 눈치챈다. 뇌는 이 몸의 특징적인 변화를, 위기에 처하거나 위험한 상황으로 해석하여 감정을 유도한다. 두려움과 그에 따른 불안과 우울이 올라오고, 이

것이 통제가 되지 않을 경우 낙담이나 분노로 표출될 수 있다. 몸과 마음은 분리되어 있는 것이 아니라 연결되어 있고, 통합되어 있는 것이다.

상황에 따라 반응하는 몸의 변화를 눈치채기 위해 감각신경의 뿌리들이 피부에서부터 뼛속까지 온몸 전체에 퍼져 있다. 이를 통해 뇌는 특히 650개 근육들의 지속된 긴장, 몸속 장기들을 덮고 있는 복막들의 긴장, 그 막들을 관통해서 지나가는 혈류의 양, 뇌를 덮고 있는 뇌막의 팽팽한 긴장, 소화장기들의 수축, 호흡의 속도, 심장박동의 리듬과 혈압 등 인체의 세밀한 변화를 예의주시한다.

평생 몸과 마음의 관계를 연구해 온 마이클 폰 코프 Michael Von Korff 박사는 영국 정신의학저널 The British Journal of Psychiatry을 통해 '인구표본 역학연구'를 진행한 결과를 발표했다. 여기서 그는 몸의 통증은 심리적 아픔을 유도하고, 감정 상태와 행동기능에 영향을 미치는 것으로 보아야 한다고 강조했다.[18]

몸이 기울면 마음도 기운다

자세가 숙여질수록 우울증이 증가한다는 연구가 있다. 독일 힐데스하임대학 University of Hildesheim 임상심리학 교수 요하네스 Johannes Michalak는 자세와 우울에 대한 상관관계 연구에서, 환자들은 고개를 숙인 상태에서 부정적이고 우울했던 기억들을 더 상기하는 습관을 관찰하였다.[19] 또 다른 연구에서도 구부정한 자세로 걷는 보행 패턴이 슬픔과 우울증을 겪는 이들의 신체 특징임을 관찰하였다.[20]

정신과 의사 자네트 Janette Canales는 자기 연구에서 우울 증상의 심각도가 목과 등이 앞으로 숙여지고, 어깨가 앞으로 모아지는 척추 자세와 상호관계 있음을 발견했다.[21]

마음의 우울은 나를 돌보라는 신호다

아프도록 수고한 이들이 겪는 마음의 우울감 기저에 담긴 메시지는 스스로를 돌보라는 것이다. 앞선 장에서 열심히 달려온 지난날 영광의 상처가 몸의 통증이었고, 이 통증이 나를 지키기 위한 신호였다는 것을 이해했다. 충분히 수고했으니 잠시 쉬라는 신호다. 몸의 통증신호가 잘 전달되지 않을 때 몸의 다음 신호는 바로 우울감이다. 나를 무리하도록 하는 일에서 잠시 벗어나, 잠시 그 짐을 내려놓고 나를 돌보라는 보호 작용이다.

수고 후 찾아온 우울은 잘못된 것이 아니다. 나쁜 것도 아니다. 오히려 우울은 축복이 될 수 있다. 통증과 함께 찾아온 우울을 마주하는 마음의 자세를 바꾸자. '지금까지 내가 열심히 달려왔구나. 몸도 마음도 나의 수고와 고생을 알고 나를 지키려고 하는구나. 내가 나를 돌보길 원하는구나. 지나온 날들을 정리하고, 매일의 삶을 정돈하고, 지속가능한 건강을 갖출 때라는 신호구나' 라고 말이다.

이제 다음 장에서 누구나 타고나는 건강지속력을 알아보고 3장, 4장을 통해 본격적으로 건강지속력을 회복하는 구체적 방법을 실행하자. 아픔을 이겨 내고 지속가능한 건강을 실현하는 여정을 떠나 보자.

2장
누구나 타고나는
건강지속력

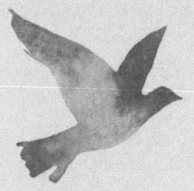

HEALTH SUSTAINABILITY

건강이란?

생명은 기적이다

기적이 매일 나에게 찾아오면 어떤 기분이 들까? 매번 감격이 될까 아니면 일상이 되어 기적이 눈에 보이지 않게 될까? 생명이 그렇다. 우리 몸이 생명을 가능하게 하는 것이 아니다. 생명이 우리 몸을 만들어 내게 주었다. 우리의 첫 시작은 단 하나의 수정란 세포였다. 그 세포 속 깊은 곳 보석함에는 몸의 설계도가 보관되어 있다. 설계도는 30억 개의 DNA 생명코드 글자로 쓰여져 있다. 생명력은 이 설계에 따라 하나의 세포를 100조 개로 늘려 우리의 몸을 만들어 낸다.

우리 각자는 시작부터가 생명의 기적이었다. 100조 개 세포 속에 보관된 DNA 생명코드를 일렬로 나열하면 지구를 250만 번 감을 수 있다. 어마어마한 길이다. 이 세상 모든 도서관을 합해도 한 사람 속에 숨겨진 생명 설계도 전체를 보관할 수 있을까? 한 사람의 생명, 그 자체로 위대한 기적이다. 몸에 병이 있어도, 장애가 있어도, 생명 그 자체로 완전하다. 생명은 내 몸의 수명이 다할 때까지 최선을 다해 내게 삶을 선사해 준다.

생명은 매초마다 뼛속 깊은 골수에서 250만 개의 적혈구를 만들어 낸다. 심장을 하루에 10만 번이나 박동시켜 7,500l의 혈액을 흘려 보낸다. 한국과 영국을 비행기로 7번 왕복하는 거리인 120,000km 길이의 혈관으로 매일 산소와 영양분을 순환시킨다.

몸속 생명은 24시간 나를 위한다. 우리는 24시간 기적 속에 머물고 있다. 생명은 눈에 보이는 내 몸을 만들어 주었다. 그리고 몸속 1,000억 개의 뇌 신경세포들과 그들의 손이 서로 마주 잡아 형성한 100조 개의 방대한 연결고리로 눈에 보이지 않는 마음도 표현하도록 만들어 주었다. 생명은 이렇게 우리 몸과 마음을 빚어 우리에게 삶을 선사해 주었다.

이 삶 자체, 생명이 깃든 모든 순간들이 숭고하다. 생명이 나의 지금을 존재하게 하는 것이다. 몸으로 마음으로. 함께. 생명은 내게 왜 삶을 주었을까? 확실한 건 이 기적 같은 삶으로 행복하길, 행복을 나누길, 그 기억이 영원하길 바라는 것이 아닐까? 어떤 모양으로 주어졌대도 이 삶을 그저 잘 살아 내는 것이 바로 건강이고, 건강한 삶이 아닐까?

병이 없으면 건강한 것인가

영국에서 아내의 아픔과 그 이유를 찾아 나서기 위해 고군분투하던 시절, 나는 의대 도서관 별관 3층 자료실 자주 올라갔다. 이곳은 기증받은 건물로, 100년이 넘는 집을 최소한으로 개조해 도서관으로 바꾸었다. 걸음을 옮길 때마다 카펫 아래 나무 바닥에서 삐걱 소리가 났다. 100년이 넘은 고서와 자료들이 현대적 건물에서는 자리 잡지 못하고 이곳에 보관되어 있다. 천장과 벽에 붙어 있는 오랜 나무들과 함께 역사의 냄새를 풍겨 낸다.

어느 날 문득, 손길도 눈길도 가지 않을 자료실 구석 코너 선반대 가장 아래에 눈길이 갔다. 여러 저널들이 가로로 눕혀져 있고 그 위에 먼지가 소복이 쌓여 있었다. 허리를 굽히면 바닥 소리가 더 크게 나는 곳이라 아예 그 선반대 앞 바닥에 앉았다. 쌓인 저널들 가운데 한 권을 뽑아냈다. 오랜 종이 냄새가 났다. 1920년대에 출판된 일반인을 위한 건강저널이었다. 빨리 넘기면 찢어질 것 같아 천천히 큰 제목의 글씨와 그림들을 훑어보았다.

그러다가 한 페이지에서 멈췄다. 거기에 있는 '웰빙 Well-being'이라는 단어가 눈에 들어온 것이다. 잘 지내는 것, 잘 살아 내는 것을 뜻하는 이 단어가 문장의 중심에 놓여 있었다. 현대사회 초기 건강저널에서 찾아낸 이 단어는, 바쁘게 삶을 살아 내고 있던 나를 어둑할 때까지 도서관 바닥에 앉아 있게 했다.

영어 단어 '웰빙'의 기원은 고대 그리스 철학적 단어 에우다이모니아Eudaimonia에서 찾아진다. 아리스토텔레스는 '행복'이라는 개념을 설명하기 위해 에우다이모니아라는 용어를 사용했다. 인간의 가장 잘된 상태 또는 가장 행복한 상태를 말한다. 아리스토텔레스가 주장한 균형 잡힌 삶의 중요성을 반영한 단어가 '웰빙'이다.

세계보건기구WHO, World Health Organization는 '모든 사람들이 가능한 한 최고의 건강수준에 도달하는 것'을 목적하고 있다. WHO는 1946년 6월 19일 뉴욕에서 열린 국제보건회의에서 건강에 대한 정의를 다음과 같이 내렸다.

'건강이란 단순히 질병이나 장애가 없는 상태가 아니라 신체적, 정신적, 사회적으로 완전한 웰빙 상태Health is a state of complete physical, mental and social well-being and not merely the absence of disease or infirmity'

질병의 유무가 건강의 척도가 아님을 초기부터 분명히 한 것이다. 건강이란 웰빙, 즉 잘 존재하고 잘 살아 내는, 안녕한 상태임을 강조했다.

WHO는 건강의 정의를 질병의 상태가 아니라 웰빙의 상태에 둔 것이다. 또, 몸의 웰빙과 마음의 웰빙, 그리고 한 개인이 속한 사회 속에서 긍정적인 관계를 유지하며 자신의 잠재력을 실현할 수 있는 웰빙 상태를 건강의 3요소로 정의했다. 건강에 국가와 사회의 역할이 강조된 것이다.

건강한 사회는 건강한 개인의 웰빙을 돕는다. 건강한 사회를 만들어 내는 모든 이들이 의사라고 할 수 있다. 바로 사회적 의사라는 개념이다. 나는 이 책을 통해 독자들이 건강해지길 목적했다. 이 책이 이 사회를 더 건강하도록 돕기를 소망했다. 그 과정에 도움을 준 모든 이들이 사회적 의사라는 생각이 들었다. 병원과 그 안의 의사는 질병을 다룬다. 병원 밖에 있는 이 공동사회에서 사회의 웰빙 상태를 이루어 내는 모두가 사회적 의사이다. 사회의 건강은 개인의 건강을 돕고, 건강해진 개인은 사회를 건강하게 하는 연결고리다.

건강은 내 삶의 이유를 찾아 살아 내는 능력이다

건강에 대한 정의는 변화해 왔다. 1980년대 이후 WHO의 건강 개념은 발전하기 시작했다. 건강을 '상태'라는 정적인 조건이 아닌 '과정'이라는 역동적인 능력으로 보기 시작한 것이다. 즉, 어떠한 환경에서도 자기를 회복해 나가는 그 과정 자체를 건강으로 보는 것이다. 이러한 인식의 전환을 통해 우리는 만성질환이나 말기 질환이 있어도 그 과정에서 자기를 가꿔 가고 있다면 건강하다고 말할 수 있다.

건강과 질병이 이분법으로 나눠지는 것이 아니다. 삶의 연속선상에서 다양한 변화에 맞서 적응해 내는 힘이 건강이다. 질병 퇴치가 건강이 아니라 어떤 환경에서도 내 삶을 가치롭게 살아 내는 것이 건강이다. 우리가 퇴치해야 할 것은 나의 삶의 가치를 조건으로 매기는 내 안과 밖의 환경일 것이다.

WHO는 1998년, 건강을 '육체적, 정신적, 영적 및 사회적으로 완전히 웰빙 하는 역동적 상태 Health is a dynamic state of complete physical, mental, spiritual and social well-being and not merely the absence of disease or infirmity'라고 다시 정의했다. 이는 단순히 질병이 없고 병약한 상태가 아닌 것을 의미하지 않는다. 이 정의에서 주목할 만한 큰 변화가 있다. 바로 영적 웰빙이 추가된 것이다.

사회적 웰빙이 외부 지향적이고 타인과의 관계에 중점을 둔다면, 영적 웰빙은 내면 지향적이고 내적 성장과 자아실현을 건강의 중요 요소로 정의한다. 참건강을 위해 내 삶의 의미와 목적이 필요하다는 말을 하고 있다. 내 삶의 이유가 나를 육체적으로 정신적으로 웰빙하게 하며, 이 사회 안에서의 나를 가치 있게 하고, 내 삶의 가치가 이 사회를 건강하게 하는 선순환인 것이다.

건강의 시작은 바로 나의 생명을 알아차리는 것이다. 참건강은 생명으로 내가 존재하고 있는 그 자체 'Being'을 소중히 여기는 것이다. 이것이 'Well-Being'이다. 무언가 하고 있는 'Doing'이 나를 가치 있게 하는 것이 아니다. 생명으로 존재하는 'Being', 있는 그대로의 내가 존귀하다.

이것을 매일 기억해 내고, 만족하며 내게 주어진 삶을 살아가는 것이 삶의 웰빙이고 건강 그 자체이다. 의학적으로 극복할 수 없는 질병이 있어 시한부의 삶을 살아도, 내 삶의 마지막 호흡까지

나를 존중하며 살아 내는 것도 웰빙이며 건강이다.

　이제는 병이 있는 상태를 건강하지 않다고 정의하는 프레임에서 벗어날 때이다. 극복할 수 있는 질병이 찾아왔을 때도 다르지 않다. 이 아픔을 신호로 받아들이고, 스스로를 더 돌보는 기회로 만든다면 이 과정은 건강이 된다. 건강하지 않다는 것은 병이 있는 것이 아니라 나를 잃어 가고 내 삶의 소중한 가치를 기억해 내지 못하는 상태이다.

참건강은 자기돌봄을 통해 건강지속력을 회복해 가는 과정이다

　건강健康은 한자로 살펴보면 눈에 보이는 물질적 성질이 튼튼한 상태가 건健이고, 눈에 보이지 않는 비물질적 성질이 평안한 상태가 강康이다. 즉, 몸과 마음의 건강이다.

　건강을 뜻하는 영어 'health'와 치유를 뜻하는 'heal'은 모두 같은 어원에 뿌리를 두고 있다. 바로 '온전한' 뜻을 가진 고대 영어 'hal'에서 출발했다. 'heal'은 건강한 상태로 되돌리는 과정을 나타내고, 그 결과로 얻어지는 건강한 상태를 'health'이라고 표현한다.

　치료의 의미를 가진 'treatment'는 질병 상태에 대한 외부적 의료 개입을 의미한다. 단기적으로 환자의 병적증상 완화를 돕는다. 치료treatment는 건강이 아닌 질병을 다룬다. 그에 반해 치유heal는 몸과 마음에 내재된 자기회복의 과정과 능력을 의미한다. 생명이 몸과 마음에 부여한 힘이며 바로 건강지속력이다. 이 힘이 발휘되도록 하는 것은 바로 자기돌봄Selfcare이다.

참건강은 내 몸과 마음을 돌보는 삶, 즉 '자기돌봄'을 실천해 가는 삶의 여정이다. 그 결과 삶 속에 치유가 이루어지고, 병의 유무를 뛰어넘어, 삶의 가치와 보람과 행복 그리고 평안이 찾아오는 것이다.

지나온 온 인류는 모두 죽음을 맞이했고, 나 또한 언젠가 그럴 것이다. 이 유한한 삶에서 하루하루 내 존재를 가치롭게 여겨 주고, 매일 이 존재 자체로 잘 살아 낸다면 이것 이상의 건강한 삶이 어디 있겠는가. 남이 보기에 잘 지내는 상태가 아니라, 내 삶의 기준을 내가 세우고 나의 삶을 살아 내는 것이 바로 건강이다. 생명이 내게 선사해 준 내 몸과 마음을 날마다 가꿔 주는 삶이 건강한 삶이고 행복하고 보람된 삶이다.

이 과정에서 질병은 예방이 되고, 회복이 될 것이다. 회복되지 못할 병이 찾아와도, 피하지 못할 죽음이 다가와도 내 마지막 주어진 호흡까지 나를 가치 있게 여기며 잘 살아 낸다면 그것이 인간이 이룰 수 있는 가장 영예롭고 숭고한 웰빙의 완전함일 것이다.

생명은 이미 우리 안에 아픔을 이겨 내고 건강이 지속가능하도록 해 주는 힘, 건강지속력을 부여했다. 다만 그것을 몰랐거나 잊어버렸을 뿐이다. 바쁘고 지치는 수고의 삶에서, 몸과 마음은 아픔을 통해 우리에게 신호를 보낸다. 충분히 수고했으니 이제 몸과 마음을 돌보라고. 이 신호를 받아들이고, 자기돌봄을 통해 내 몸과 마음을 개선해 나가는 과정이 참건강이다. 내 몸과 마음을 가꿀 때 내 안에 있는 건강지속력은 다시 나를 건강하게 할 것이다.

건강하다는 것은 날마다 나 스스로를 돌보며 참나로 잘 존재해 내는 것이다. 생명이 내 안에 부여해 준 이 힘을 이끌어 내어 나로서 살고, 내 삶이 내가 소속된 작은 가정에서부터 공동체로 이어진 이 사회에 한 줄기 빛이 된다면 그걸로 삶은 완전하다.

건강지속력이란?

내 안에 이미 건강지속력이 있다

'건강지속력'이란 아픔을 이겨 내고 건강을 지속가능하게 만드는 힘이다. 누구에게나 건강지속력이 있다. 나에게도 이미 건강지속력이 있다. 건강지속력은 타고나는 몸속 힘이다. 이 사실을 알아차리고, 기억하고 키워 주는 것이 건강한 삶의 핵심이다.

살아간다는 것은 자기돌봄을 통해 건강지속력을 가꾸어 가는 행위이자 과정이다. 자기돌봄을 소홀히 하면 건강지속력이 약해진다. 이런 '비건강상태'일 때는 쉽사리 질병에 노출된다. 물론 큰 질병을 앓지 않을 수도 있다. 그러나 내 몸과 마음을 돌보지 않는 비건강상태일 때 그 삶은 나를 잃어버리고, 내가 주체가 되지 못하고 외부 조건으로 나를 평가하는 삶을 살게 될 확률이 커진다.

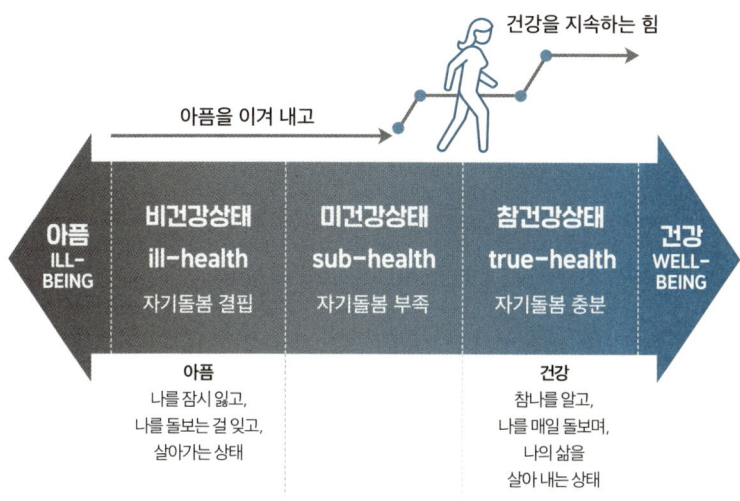

그림 1 자기돌봄에 따른 건강지속력의 변화

자기돌봄을 통해 건강지속력을 조금씩 회복한다면 '미건강상태'를 지나 '참건강상태'로 나아갈 수 있다. 참건강상태일 때 그 삶은 내 삶의 의미를 찾고, 조건 없이 나 스스로를 존중하는 삶이다. 내 몸과 마음을 소중히 돌보니 나로부터 비롯되는 여러 관계들, 나아가 다른 사회구성원들에게 도움을 줄 수 있는 삶을 살게 될 확률이 커진다.

자기돌봄에 따른 건강지속력의 변화를 '그림1'에서 한눈에 살펴볼 수 있다.

24시간 나를 돌보는 '자기돌봄시스템'

　내 안에 24시간 나를 돌보는 시스템이 있다. 이 '자기돌봄시스템'이란 365일, 24시간 스스로를 돌보는 몸속 의료시스템이다. 이 시스템이 건강지속력을 만들어 낸다. 쉼 없이 작동되며, 그 체계가 매우 정교하게 설계되어 있다. 총 10가지로 구성된 통합 생명 시스템인 자기돌봄시스템은 지휘자 역할을 하는 뇌신경계를 중심으로 나머지 시스템들이 생명이라는 음악을 연주해 내는 오케스트라와 같다. 이 시스템이 잘 작동되어야 건강지속력이 그 힘을 발휘하게 된다.

　자기돌봄시스템은 내가 잘 때도 나를 숨 쉬게[호흡기계] 하고 심장을 뛰게[심혈관계] 한다. 나는 음식의 맛을 즐기면 되고, 나머지 소화[소화계]와 배출[비뇨기계]을 알아서 해 준다. 나를 성장시키고 건강을 유지시키기 위해 호르몬 메신저로 몸의 기능을 조절[내분비계]해 준다. 한 생명을 창조할[생식계] 능력도 발휘할 수 있다. 무엇보다 24시간 나를 진료[면역계]해 주는 '몸속 의사'들과 불이 꺼지지 않는 '몸속 병원' 시스템을 운영하고 있다.

　특히, 골격계는 단순히 몸을 받쳐 주는 구조물로 생각하지만 사실 생명유지의 핵심인 혈액을 생산해 내는 곳이며, 면역세포도 만들어낸다. 근육계는 몸의 약 65%를 차지하는 수분이 정체되지 않도록 순환시키는 역할을 한다. 그뿐만 아니라 보이는 근육을 움직여, 보이지 않는 나의 마음과 존재를 표현하는 강력한 소울[soul] 그

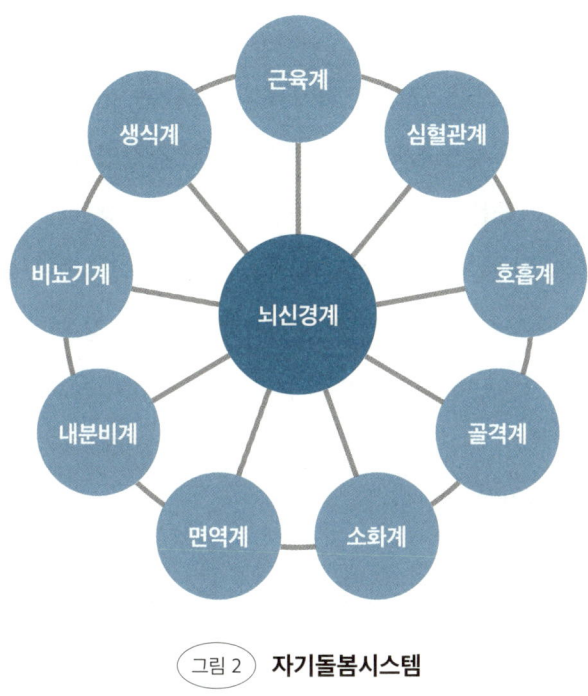

그림 2   자기돌봄시스템

자체다. 성대를 움직여 목소리를 내고, 얼굴을 움직여 감정을 표현하고, 손을 움직여 내 마음이 원하는 것을 빚고, 발을 움직여 내 마음이 가는 곳으로 이동한다. 마음의 행동을 해 주는 것이 근육들인 것이다.

이렇게 10개의 시스템은 우리가 살아 있는 동안 우리의 생명을 유지시킨다. 24시간 365일 단 한 순간도 쉬지 않고서 말이다.

건강지속력 법칙

건강지속력이 강해지고 잘 발휘되려면 먼저 자기돌봄시스템이 잘 작동되어야 한다. 그리고, 자기돌봄시스템은 마음과 몸의 태도와 자세에 크게 영향을 받는다. 지속가능한 건강지속력을 유지하기 위한 자기돌봄시스템과 몸, 마음의 상태와의 상관관계를 살펴보면 'H=S^{MB}'라는 도식이 성립된다.^{그림 3} 몸과 마음을 가꾸어 주어야 자기돌봄시스템이 잘 작동되어 지속가능한 건강을 실현할 수 있다. 결국, 몸과 마음을 매일 즐겁게 가꾸는 삶이 바로 건강지속력의 핵심이다. 내게 주어진 매일의 삶을 소중하게 살아 낸다면 그 자체로 건강의 완성이다.

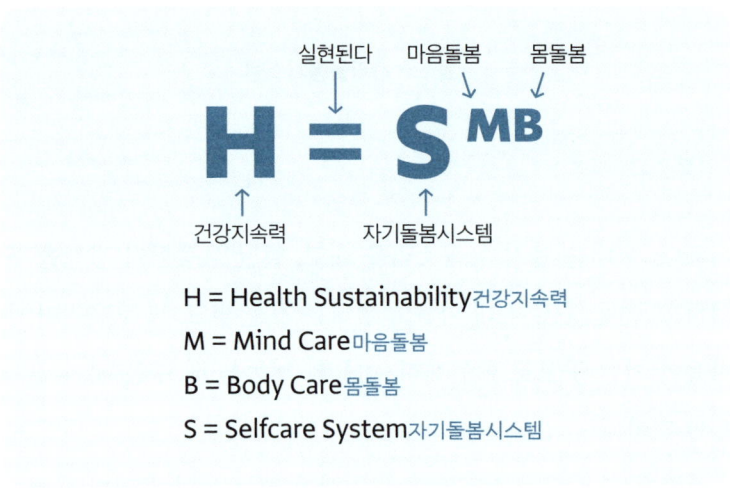

그림 3   건강지속력 법칙

나의
건강지속력 진단하기

건강지속력 검사

나의 건강지속력은 어느 정도인지 한번 점검해 보자. 다음 쪽에 나의 건강지속력 점수를 스스로 점검할 수 있도록 검사지를 준비했다. 다음 항목을 모두 체크하고 난 뒤, 각 문항별로 체크된 점수를 합하면 나의 건강지속력 점수를 확인할 수 있다.

이 책 86쪽에서는 건강지속력 총점으로 건강상태를 진단하고 어떤 돌봄과 실천을 이어 가면 좋을지 안내하고 있다. 87쪽에서는 개별 항목에서 낮은 점수가 나왔을 때 어떤 처방에 따르면 좋을지 안내하고 있다.

나의 건강지속력 점수로 나의 현재 건강상태를 가늠해 보고, 각 점수별 건강지속력 처방을 찾아보자.

건강지속력 검사

다음 문항을 읽고, 1점에서 5점 사이에서 해당하는 점수를 골라 동그라미(○)를 치세요.

1. 나는 주변 사람들의 평가를 신경 쓰지 않는다. 행복은 내가 결정한다고 생각한다.
2. 나는 스트레스에 대해 긍정적인 생각으로 마무리 짓는다.
3. 나는 마음이 힘들 때, 몸에 힘이 없어지고 고개를 숙이거나 엎드려 있는다.
4. 나는 상당한 스트레스에서도 평정심을 유지하고 고요한 편이다.
5. 나는 지난 과거의 모든 면에 얽매임이 없는 편이고, 그것들을 존중한다.
6. 나는 하루 동안 감사하다는 생각을 주로 하는 편이다.
7. 나는 과거에 겪은 어떤 일이나 특정 사람을 떠올리면 화가 나거나 우울감이 들곤 한다.
8. 나는 스트레스를 받으면 어깨나 목이 아프고 통증이나 긴장이 오래가는 편이다.
9. 나는 마음이 힘들어도 억지로라도 웃으려고 하는 편이다.
10. 나는 존재만으로도 내가 가치 있다고 생각한다.
11. 나는 고개를 들고 있는 시간보다 고개를 숙이는 시간이 많다.

건강지속력 점수표

문항	전혀 그렇지 않다	그렇지 않다	중간정도	그렇다	매우 그렇다
1	1	2	3	4	5
2	1	2	3	4	5
3	5	4	3	2	1
4	1	2	3	4	5
5	1	2	3	4	5
6	1	2	3	4	5
7	5	4	3	2	1
8	5	4	3	2	1
9	1	2	3	4	5
10	1	2	3	4	5
11	5	4	3	2	1

12. 나는 가끔 심장이 조여지는 느낌이 있고, 자주 심장이 세게 뛰는 걸 느낀다.
13. 나는 한번 앉으면 한두 시간은 연속으로 앉아 있고, 허리가 자주 불편하다.
14. 나는 요즘 머리 회전이 느려진 것 같고, 머리가 맑지 않고
뿌옇게 흐려진 느낌이 들 때가 있다.
15. 나는 내 몸을 쉬게 하고, 마음을 안정시키고, 건강한 음식을 먹을 수 있는
각각의 장소를 알고 있고, 자주 그곳에 가는 편이다.
16. 나는 목과 배를 비롯해 내 몸을 자주 어루만져 주는 편이고,
따로 호흡을 편안하게 하는 시간을 가진다.
17. 나는 아무리 바빠도 목과 등이 앞으로 숙여지지 않도록
자세에 신경을 많이 쓰는 편이고, 자주 몸을 움직여 준다.
18. 나는 긴장될 때마다 자주 배 속이 쪼이는 느낌이 들며 소화가 안 되고
면역도 떨어지는 것 같다.
19. 나는 하루 평균 4시간 이상 앉아 있는 날이 많은 편이다. 일주일에 3일 이상이다.
20. 나는 아무리 바빠도 매일 하늘이나 천장을 보며 고개를 들고, 가슴을 펴고,
손바닥도 펴고, 깊은 숨도 쉬고 마음도 정리하는 시간을 가진다.

문항	전혀 그렇지 않다	그렇지 않다	중간정도	그렇다	매우 그렇다
12	5	4	3	2	1
13	5	4	3	2	1
14	5	4	3	2	1
15	1	2	3	4	5
16	1	2	3	4	5
17	1	2	3	4	5
18	5	4	3	2	1
19	5	4	3	2	1
20	1	2	3	4	5

나의 건강지속력 점수 _____ 점

건강지속력 총점으로 살펴보는 나의 건강상태

40점 이하	41점~60점	61점 이상
자기돌봄 결핍	자기돌봄 부족	자기돌봄 충분
비건강상태 ill-health	미건강상태 sub-health	참건강상태 true-health

그림 4 건강지속력 점수와 나의 건강상태

- **참건강상태(True-health state), 자기돌봄 충분**

건강지속력 점수가 61점 이상인 당신은 몸과 마음을 잘 가꾸고 있다. 이 책이 당신 삶의 숲을 더 건강하게 해 줄 것이다. 이 숲으로 사랑하는 사람들을 초대해 자기돌봄을 공유하길 바란다.

건강지속력 점수가 81점 이상인 당신은 '참나'의 삶을 살고 있다. 지금처럼 하면 된다. 이 책을 읽지 않아도 좋다. 당신의 건강한 삶이 이 사회를 더 건강하게 만드는 데에도 번져 나가길 바란다.

- **미건강상태(Sub-health state), 자기돌봄 부족**

건강지속력 점수가 41점에서 60점 사이인 당신은 참으로 수고하고 있다. 당신 자신을 위해 여유를 갖기가 쉽지 않은 상황일지도 모른다. 그래도 해야 한다. 당신은 잘 해낼 것이다. 이 책에서 제시하는 처방을 여러 번 읽고 실천해 보길 바란다. 그러면 수고하는 삶에서도 건강을 이룰 수 있다.

- **비건강상태(Ill-health state), 자기돌봄 결핍**

건강지속력 점수가 40점 이하인 당신은 몸과 마음이 지쳐 있다. 하지만 걱정만 하고 있을 순 없다. 단 하나만 바꿔도 당신의 몸과 마음은 바로 반응할 준비가 되어 있다.

이 책은, 아프도록 수고한 당신이, 어디서부터 어떻게 바꾸면 좋을지 안내해 줄 것이다. 당신은 그저 지금, 당장, 오늘부터 바로 그 변화와 실천을 시작하면 된다. 절대 미루면 안 되는 상태임을 잊지 말자!

건강지속력 개별 항목 점수로 살펴보는 나의 건강상태

건강지속력 개별 항목 점수를 1점, 2점, 3점으로 낮게 체크했다면 당신은 몸과 마음에 적절한 자기돌봄 처방이 필요하다. 총점이 높아도 개별 항목에서 낮은 점수로 표시되었다면, 그 항목과 연결된 몸돌봄, 마음돌봄 처방을 찾아 바로 실천해 보시면 좋겠다.

- **1번 항목의 점수가 낮을 때**

남 신경 쓰지 않고, 내 행복을 만들고 싶은데 쉽지가 않다. 우리 뇌 속에는 각자의 삶과 행동에 영향을 크게 미치는 책 한 권이 새겨져 있다. 내가 쓰거나 결정한 것들이 아닌 타인에게서 직간접적으로 영향을 받아 축적된 것들이다. 이제 자기만의 인생서를 직접 쓰는 방법을 배워 더 건강해질 때다.

이런 분들은 마음돌봄 처방 1에서 제시하는 '마음 리모델링 책 쓰는 법'을 읽어 보고 실천해 보시면 좋겠다.

- **2번 항목의 점수가 낮을 때**

스트레스는 참 끊임없다. 스트레스는 몸에 해로운 호르몬과 몸에 유익한 호르몬 두 가지를 동시에 분비한다. 스트레스를 받는다고 무조건 해로운 것은 아니라는 말이다.

놀랍게도 스트레스를 긍정으로 해석하면 몸에 유익한 호르몬만 작용한다. 이제, 스트레스를 긍정의 힘으로 디톡스 하는 방법을 배워 더 건강해질 때다.

이런 분들은 마음돌봄 처방2에서 제시하는 '스트레스 디톡스' 방법을 읽어 보고 실천해 보시면 좋겠다.

- **3번 항목의 점수가 낮을 때**

마음이 지칠 때면 몸에도 힘이 많이 빠진다. 이럴 때 고개를 숙이면 우리 뇌는 모든 상황을 스트레스로 해석하여 몸의 긴장과 마음의 불편을 증가시켜 버린다. 이제, 지친 마음에 힘을 실어 주고 빠르게 회복하는 방법을 배워 더 건강해질 때다.

이런 분들은 마음돌봄 처방3에서 제시하는 '마음회복 자세와 호흡'을 읽어 보고 100초 동안 실천해 보시면 좋겠다.

• 4번 항목의 점수가 낮을 때

우리 삶에 스트레스의 파도와 폭풍이 참 많다. 그래도 이것에 휩쓸리지 않고, 평안하게 대체하는 방법이 있다. 이제, 스트레스 앞에서 자기를 잃지 않고 조율하는 방법을 배워 더 건강해질 때다.

이런 분들은 마음돌봄 처방 4에서 제시하는 '감정파도폭풍 속에서 참나로 고요하는 법'을 읽어 보고 실천해 보시면 좋겠다.

• 5번 항목의 점수가 낮을 때

그 누구도, 심지어 나조차도 나를 판단할 권리는 없다. 다만 존중할 의무가 있을 뿐이다. 존중의 어원을 살펴보면 '과거를 다시 새로운 관점으로 바라본다'라는 의미가 담겨 있다. 이제, 나의 과거를 존중으로 정돈하는 방법을 배워 더 건강해질 때다.

이런 분들은 마음돌봄 처방 5에서 제시하는 '존중으로 과거 정리 하는 법'을 읽어 보고 실천해 보시면 좋겠다.

• 6번 항목의 점수가 낮을 때

우리는 참 감사할 여유도 없이 수고해 왔다. 감사하는 마음을 가질 때 우리 몸은 자체적으로 몸을 치유하는 호르몬과 효소를 분비하여 몸을 회복시킨다. 이제, 감사하는 방법 그리고 그것을 기록하는 방법을 배워 더 건강해질 때다.

이런 분들은 마음돌봄 처방 6에서 제시하는 '감사노트' 작성법을 읽어 보고 실천해 보시면 좋겠다.

• 7번 항목의 점수가 낮을 때

일이 어렵다 어렵다 해도 사람만큼 어려운 건 없다. 사람으로 인해 가장 힘들기 마련이다.

이럴 때 용서가 무척 중요하다. 용서란 상대의 잘못을 용서하는 것이 아니라, 상대에게 매여 있는 나의 부정적 감정을 끊는 것이다. 이제, 용서의 본질과 방법을 배워 부정적 감정으로부터의 자유를 배워 더 건강해질 때다.

이런 분들은 마음돌봄 처방 7에서 제시하는 '미래를 위한 용서와 자유를 실현하는 방법' 읽어 보고 실천해 보시면 좋겠다.

• 8번 항목의 점수가 낮을 때

스트레스로 목과 어깨가 꽤나 아팠을 것이다. 목과 어깨에는 감정근육이 있다. 이제, 이 근육들을 구체적으로 알아보고, 내가 직접 이완하는 방법을 배워 더 건강해질 때다.

이런 분들은 마음돌봄 처방 8에서 제시하는 '감정근육을 이완하는 법'을 읽어 보고 실천해 보시면 좋겠다.

• 9번 항목의 점수가 낮을 때

그동안 마음이 많이 힘들었을 것이다. 어렵지만 스트레스 상황에서도 가볍게 미소를 지으면, 뇌는 그것을 긍정신호로 인식해 건강을 촉진한다. 이제, 미소를 짓도록 돕는 방법을 배워 더 건강해질 때다.

이런 분들은 마음돌봄 처방 9에서 제시하는 '미소를 만드는 방법'을 읽어 보고 실천해 보시면 좋겠다.

• 10번 항목의 점수가 낮을 때

생명을 품은 우리는 그것만으로도 소중하다. 자기 자신을 위해 동화책을 읽어 주는 일은 마음을 안정시키고, 자기를 사랑하는 소중한 방법이다. 이제, 나를 위한 동화를 나에게 읽으며 더 건강해질 때다.

이런 분들은 마음돌봄 처방 10에서 제시하는 '나를 위한 동화 읽고 쓰는 법'을 읽고 실천해 보시면 좋겠다.

• 11번 항목의 점수가 낮을 때

일은 해도 해도 끝이 없다. 그런데 일을 하느라 고개를 숙이면 뇌압이 상승해 뇌와 심장에 즉각적인 부담을 주게 된다.

이제, 심장과 뇌 사이 안전 거리를 유지하는 방법을 배워 더 건강해질 때다.

이런 분들은 몸돌봄 처방 1에서 제시하는 '뇌와 심장 사이 안전 거리 유지법'을 읽고 실천해 보시면 좋겠다.

- **12번 항목의 점수가 낮을 때**

우리 너무 열심히, 쉼 없이 달려왔다. 심장은 주변에 친구들이 있어 함께 뛰며 심장의 박동을 도와준다. 이제 심장과 주변 친구들을 돌보는 방법을 배워 더 건강해질 때다.

이런 분들은 몸돌봄 처방 2에서 제시하는 '심장수명 연장을 돕는 법'을 읽어 보고 실천해 보시면 좋겠다.

- **13번 항목의 점수가 낮을 때**

하루 종일 앉아서 일하는 경우가 많다. 앉아서 고개를 숙인 자세가 서 있는 자세보다 2배 이상 허리척추디스크를 압박하기 때문에 디스크가 숨을 잘 못 쉰다. 이제, 허리척추디스크를 관리하는 방법을 배워 더 건강해질 때다.

이런 분들은 몸돌봄 처방 3에서 제시하는 '척추디스크에 수분을 공급하는 방법'을 읽어 보고 실천해 보시면 좋겠다.

- **14번 항목의 점수가 낮을 때**

뇌를 많이 쓰느라 그만큼 쉼이 부족했다. 하루에 500ml씩 분비되는 뇌척수액은 뇌의 활동으로 발생되는 부산물들을 배출시켜 뇌를 맑게 정화시켜 준다. 이제 뇌척수액 순환을 촉진시키는 뇌 디톡스 방법을 배워 더 건강해질 때다.

이런 분들은 몸돌봄 처방 4에서 제시하는 '뇌 디톡스 정화 방법'

을 읽어 보고 실천해 보시면 좋겠다.

• 15번 항목의 점수가 낮을 때

제때 여유롭게 밥 한번 챙겨 먹을 시간도 없이 몸과 마음이 바빴을 것이다. 영양이 불균형하고 쉼이 부족한 몸과 마음의 환경은 암세포가 활동하기 좋은 상태이다. 이제, 내 안의 항암세포가 즐겁게 활동하는 환경을 조성하는 방법을 배워 더 건강해질 때다.

이런 분들은 몸돌봄 처방 5에서 제시하는 '항암을 위한 내 삶의 숲 가꾸는 법'을 읽어 보고 실천해 보시면 좋겠다.

• 16번 항목의 점수가 낮을 때

내 몸과 호흡을 돌보는 것이 낯선 일일 수도 있다. 몸의 여러 부위를 지나가는 부교감신경은 가볍게 어루만져 주기만 해도 몸과 마음에 큰 이완을 주고, 장수의 지표인 텔로미어 길이도 연장시켜 준다. 이제, 부교감신경을 내 손으로 활성화하는 방법을 배워 더 건강해질 때다.

이런 분들은 몸돌봄 처방 6에서 제시하는 '건강수명 연장 돕는 법'을 읽어 보고 실천해 보시면 좋겠다.

• 17번 항목의 점수가 낮을 때

일에 집중하다 보면 몸 자세를 신경쓸 겨를이 없다. 목과 등을 앞으로 숙이기만 해도 척추 주변의 교감신경을 압박하여 몸과 마음에 스트레스성 긴장을 유도하고 만성질환 위험을 높인다. 이제, 교감신경을 안정화 시키는 방법을 배워 더 건강해질 때다.

이런 분들은 몸돌봄 처방 7에서 제시하는 '교감신경 안정으로 만성질환 완화를 돕는 법'을 읽어 보고 실천해 보시면 좋겠다.

• 18번 항목의 점수가 낮을 때

긴장하면 배부터 쪼그라드는 것은, 배 속에는 감정신경이 많아서 그렇다. 배꼽 주변에는 면역세포들의 마을이라 할 수 있는 림프절이 800개나 포진되어 있다. 이완되어 있던 우리 몸이 자극을 받으면 언제든 출동할 준비가 되어 있다. 이제, 면역세포의 활동을 높이는 배 속 이완방법을 배워 더 건강해질 때다.

이런 분들은 몸돌봄 처방 8에서 제시하는 '면역 24시간 출동 준비 시키는 법'을 읽어 보고 실천해 보시면 좋겠다.

• 19번 항목의 점수가 낮을 때

하루 평균 앉아 있는 시간이 4시간 이상일 경우 35개 만성질환에 영향을 미칠 수 있다는 연구가 있다. 이제, 의자에 갇힌 나를 자유롭게 하는 방법을 배워 더 건강해질 때다.

이런 분들은 몸돌봄 처방 9에서 제시하는 '의자에 갇힌 나를 돌보는 방법'을 읽어 보고 실천해 보시면 좋겠다.

• **20번 항목의 점수가 낮을 때**

하늘을 올려다보며 깊은 숨 한번 쉴 여유 없이 바쁘다. 쉽게, 바로 할 수 있는 단 하나의 자세가 있다. 이 자세를 취하는 잠깐의 여유만으로도 몸과 마음에 미치는 강력한 의학적 효과가 검증되어 왔다. 이제, 닫힌 건강지속력의 문을 열어 줄 건강자세법을 배워 더 건강해질 때다.

이런 분들은 몸돌봄 처방 10에서 제시하는 '건강지속력을 높이는 자세와 호흡법'을 읽어 보고 실천해 보시면 좋겠다.

나의 건강을 바르고 빠르게 회복시키는 처방 바로가기

구분	나의 상태	처방 바로가기
걱정	일을 앞두고 걱정될 때 마음돌봄	마음돌봄 4
긴장	예민해진 몸과 마음으로 건강이 걱정될 때	몸돌봄 7
불안	공황이 찾아올 것처럼 불안할 때	마음돌봄 3
내면 결정	주변 평가에 예민해져 나를 위한 결정이 힘들 때	마음돌봄 1
분노	분하고 화가 나서 일이 손에 잡히지 않을 때	마음돌봄 7
스트레스	스트레스가 지속되어 건강이 염려될 때	마음돌봄 2
피로	신경 쓰느라 목과 어깨가 뻐근할 때	마음돌봄 8
얽매임	과거 기억으로 마음이 가라앉을 때	마음돌봄 5
권태	일상이 무기력해서 권태감이 올 때	마음돌봄 6
쉼	혼자 편안하게 책 읽고 쉬고 싶을 때	마음돌봄 10
면역	매일 면역력을 유지하고 싶을 때	몸돌봄 8
수명	건강수명을 연장해 지속가능하게 건강하고 싶을 때	몸돌봄 6
뇌압	머리가 무겁고 뇌질환이 걱정될 때	몸돌봄 1
얼굴	거울 속 내 얼굴이 어두워 보일 때	마음돌봄 9
척추	허리가 아프고 다리가 저려 걱정될 때	몸돌봄 3
의자	하루 4시간 이상 의자에 갇힌 나를 돌보고 싶을 때	몸돌봄 9
암	근본적으로 예방하고 회복하고 싶을 때	몸돌봄 5
치매	생각이 잘 안 나고 자주 잊어버려 걱정될 때	몸돌봄 4
혈압	심장이 자주 조여지는 느낌으로 불안할 때	몸돌봄 2
자세	짧게, 자주, 효율적인 동작으로 건강을 돌보고 싶을 때	몸돌봄 10

2부
건강지속력 회복

3장
마음돌봄 처방

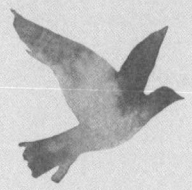

HEALTH SUSTAINABILITY

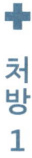

처방 1

마음 리모델링, 뇌 속 책

누구나 가지고 태어나는 뇌 속의 책 한 권, '내 삶 행동지침서'

태아는 자궁 안 세상에서 9개월의 삶을 살아 낸다. 생명이 몸 안에 품어진다. 그 몸은 자궁 밖 세상에서의 삶을 위해 발달해 나간다. 처음, 하나였던 수정란이 100조 개의 세포들로 구성된 몸이 되는 것이다. 그 몸은 앞으로 100년 가까이 생명을 품고, 자기만의 가치로운 삶을 살도록 도와줄 것이다.

누구나 뇌 속에 책 한 권을 가지고 태어난다. 여백으로 가득한 책이다. 이 책은 각자의 삶에 지침서가 될 것이다. 자기 삶에서 마주하는 수많은 일들에 어떻게 행동을 할지 알려 주는 기능을 하는 책이다. 각자의 마음도 이 지침서에 따라 지배를 받게 될 것이다. 이건 어떻게 쓰여지는 것일까?

뇌 속의 책 기록, 자기조직화패턴

뇌 속에 내 삶 행동지침서를 기록해 나가는 것을 '자기조직화 패턴'이라고 한다.[22] 태어날 때 이 책은 백지 상태이다. 뇌 속의 약 1,000억 개의 뇌신경세포[뉴런]들이 기록한다. 뉴런은 뿌리처럼 손을 뻗어 주변의 뉴런들과 강하게 마주 잡는다. 마주 잡은 두 손을 '시냅스'라고 한다. 둘 사이에 오가는 신경전달물질을 잉크 삼아 대뇌에 새겨 놓는 원리다. 이런 시냅스의 수는 수백조 개다. 셀 수 없는 단어로 이뤄진 삶의 가이드 문장들이 기록된다. 이것은 우리 삶의 세밀한 영역까지 몸과 마음을 이끌어 가는 매뉴얼이 될 것이다.

책 한 권에 들어 있는 글자 수가 약 10만 자라고 한다. 뇌 속 책은 시냅스 하나를 한 글자로 친다고 해도 10억 권 이상의 분량이다. 우리는 뉴런을 조직화함으로써 자기 정신세계를 만들고, 자기 인생 관념을 정립해 나간다. 즉, 뇌속에 기록해 두는 것이다. 그것에 기반하여 삶을 살아 낸다.

그런데 문득 질문이 하나 생긴다. 자기 정신세계가 생기기 전의 정신세계, 자기 인생 관념이 생기기 전의 인생 관념은 언제, 누가 기록하는 것일까? 태초의 기록은 어떻게 생겨나는 것일까?

'처음'은 내가 기록하지 않았다

내 삶 행동지침서라는 매뉴얼 첫 장에 영향을 주는 것은 부모이다. 부모의 생각, 관념, 정서, 말투, 습관까지 나의 매뉴얼에 기록된다. 그 모든 것이 나의 생각과 행동에 영향을 미친다. 아기 때는 너무 어려 기억에 남지 않을 거 같지만 아니다. 새겨져 있다. 그때의 정서와 감성들이 무의식 속에서도 내게 영향을 미친다. 충분한 지지와 정서적 지원을 받지 못한 임신과 출산 과정은 산모에게 트라우마로 기억된다. 그리고 그 상처는 아기의 뇌에도 새겨진다.

런던시티대학교 City, University of London 연구팀은 학술지 인지와 감정 Cognition and Emotion에 게재한 리뷰 논문을 통해 산전산후우울증을 겪는 산모는 아기와 감정 상호작용에서 편향을 보이는 것을 밝혔다. 몸과 마음이 지친 산모가 아기의 긍정적인 얼굴 표정^{행복}보다 부정적인 표정^{슬픔}에 더 편향적인 반응과 관심의 눈길을 주는 경향이 있다는 것이다.[23]

산모가 이런 경향성을 가지면 아기는 생존을 위해 부모의 관심을 끄는 방편으로 부정적인 피드백을 주고받는 것에 익숙해진다. 이것은 아기의 감정조절에 영향을 주어 불안, 우울, 주의력 문제, 관심 끌기, 공격성 등을 불러오게 된다. 이처럼, 부정적인 표정과 부정적인 감정의 상관관계를 제시하는 연구는 계속되고 있다.[24]

유아와 십대 청소년들의 뇌 속 책에도 부모의 영향이 지대하다. 독립하기 전에, 한 인간으로 성숙되기 위해 자기를 존중하는 법을 배워야 한다. 내가 실수를 하고 잘못을 했을 때 조건 없이 '나'라는 존재를 인정해 주고 존중해 주는 부모의 태도가 나의 뇌에 기록된다. 그 존중에서 나오는 부모의 충고와 격려는 독립 후 전 생애에 걸쳐 나의 행동에 영향을 미친다. 삶에서 반복되는 실수를 통해 배우고 성장한다. 잘못을 뉘우치고 개선해 나가는 더 나은 인간으로 성숙해 간다.

하지만, 유아청소년기에 부모가 조건적으로 아이에게 관심과 애정을 주게 된다면, 이를테면 '성적이 좋으면' '말을 잘 들으면' 이라는 조건에 부합할 때 그에 상응하는 긍정반응을 보이게 되면, 그 아이는 결국 그런 조건에 휘둘린 채 독립하기 힘들어진다. 어른이 되어서도 더 넓은 사회에서 요구하는 조건과 기대에 맞추어야만 잘 사는 거라 믿고, 그런 조건하에서만 자기존중감을 느끼게 된다. 그때의 자기존중은 자기 존재 그대로에서 비롯된 것이 아니라 남의 조건과 기대에 의존한 결과물일 뿐이다.

내 삶의 초반부에는 나의 의지와 나의 선택이랄 것이 없었다. 초기의 기록들은 나의 타고난 기질과 함께 내 삶의 가치관을 빚어낸다. 그것에 근거하여 나의 마음이 영향을 받는 것이다. 이후에는 어린 시절의 경험들부터, 가족, 친구, 동료, 이웃, 선생님, 여행에서 잠시 마주친 사람들까지 모든 경험들이 기록으로 쌓인다. 내가 읽은 책과 듣는 음악, 학교 수업, 언론, 미디어까지, 보고 들어 온 모든 것들이 대부분 기록된다. 이처럼 나의 뇌 속에 있는 이 책 한 권 안에는 내가 직접 쓰지 않은 것들로 가득하다. 그리고 이미 쓰여진 그것이 내 삶을 지배한다.[25]

수고하고 아픈 나를 이끌어 온 '내가 쓰지 않은' 뇌 속 책

뒤돌아보면, 지금 내가 아파서 열정으로 하던 일을 잠시 멈출 때까지 몸은 적어도 열 번은 신호를 보냈을 것이다. 그러나 뇌 속의 책은 그때마다 특정 페이지를 펼쳐 이야기했을 것이다. '아니, 버텨야 해. 이 정도는!' '내가 아니면 누가 책임져?' '조금만 더 해보자' '실수해서는 안 돼'와 같은 이야기들을 말이다.

뇌 속에 쓰여진 책에서는 분명 더 노력하고 버티도록 독려했을 것이다. 성공하기 위해서 경쟁이 불가피하고, 경쟁우위를 위해서는 고통이 따른다고 정확하게 알려 주었을 것이다. 이 정도는 누구나 다 하는 것이라고 알려 주었을 것이다. 아프다는 신호에 멈추면 경쟁에서 지는 것이고 실패한 삶이라는 이미지를 주었을 것이다. '내가 아니면 가족은 누가 돌보나? 결국 믿을 사람은 나밖에 없다! 지금부터 나는 혼자다. 이런 아픔이 나를 멈추게 두어서는 안 된다!' 하는 뇌 속 책의 지침들이 결국 나를 과로의 삶으로 이끌었던 것이다. 그리고 그것이 안전한 삶이자 누구나 다 그런 것처럼 보이게 만들었을 것이다.

내가 써내는 뇌 속의 인생서 그리고 마음 리모델링

내 마음을 돌보는 첫 시작은 내 인생을 내가 쓰겠다는 다짐에서부터다. 성공의 기준부터 내가 스스로 써야 한다. 남이 인정해 줄 것 같은 성공이 아니라 내가 스스로 정의하는 성공 기준 말이다. 행복의 기준도 내가 써야 한다. 남이 보기에 행복해 보이는 것을 좇다 보면 나는 허전하고 행복하지 않다. 내가 정의 내리는 행복으로 내 삶을 살아 내면 모든 순간이 행복을 위한 발걸음이 된다.

여기에 마음의 자유로움이 생긴다. 남이 보기에, 혹은 이 세상이 규정한 기준에서 보기에, 절대 행복할 수 없는 상황에서도 행복하게 만들고 마는 이유와 힘은 바로 내가 손수 쓴 뇌 속의 책에서 오는 것이다.

아프도록 수고한 당신은 지금까지 열심히 달려왔다. 참 고생이 많았다. 이제 '나'를 향해서 '나'로 살아갈 자격이 충분하다. 뇌가 우리에게 주는 희망이 있다. 바로 신경가소성 Neural Plasticity 이다.[26]

신경가소성이란 뇌가 새로운 학습과 경험을 통해 기존의 부정적 기록 시냅스를 바꾸고 새롭게 발전시키는 능력이다. 나이에 상관없이, 새로운 마음 다짐으로 긍정적 기록 시냅스를 만들고, 그 연결을 강화할 수 있다.

누구나 부정적 쓴뿌리 시냅스를 가지고 있다. 쓴뿌리는 캐내고 싶어도 잘 캐내지지 않는 뿌리를 말한다. 내 마음을 쓰라리게 하는 기억들, 없애고 싶지만 잘 뽑히지 않는 쓴뿌리 같은 시냅스들이다. 이것은 신경가소성을 통해 새로운 시냅스로 대체함으로써 쓴뿌리의 연결을 약화시키고 제거할 수 있다.[27]

뇌에 새로운 기록을 내가 직접 새겨 놓고 꾸준히 마음으로 다짐

하면 된다. 흔히들 인간의 뇌가 영유아기에 크게 발달하고 어른이 되면 발전이 멈추고 퇴화한다고들 알고 있다. 신경가소성 연구는 이러한 고정관념을 엎고, 뇌가 일생 동안 변화하고 발전할 수 있음을 증명해 낸 위대한 업적이다.

뇌의 '헵 학습규칙Hebb Learning Rule'에 따르면 두 개의 뉴런이 서로 반복적이고 지속적으로 활성화하면 시냅스의 연결 강도가 끊을 수 없을 만큼 강해질 수 있다고 한다.[28] 이제부터 내가 직접 나의 뇌에 행동지침서를 새로 씀으로써 어떤 외부 환경도, 과거의 기억도, 현재 삶을 구속하는 어떤 패턴도 나를 무너지게 할 수 없게 하자. 내 삶의 기준을 만들자.

이것은 내 삶을 내 것으로 되찾고, 다시 태어나는 것이다. 독립이자 '나'의 탄생이다. 지금의 아픔은 내 삶을 돌아보게 하는 인생의 전환점이다. 인생 기회다. 번데기에서 자유할 기회이다. 나비의 권리이다.

죽음을 앞둔 환자들을 수년간 병간호하며 《죽음을 앞둔 사람들이 남긴 후회 다섯 가지In The Top Five Regrets of the Dying : A Life Transformed by the Dearly Departing》를 집필한 호주 작가 브로니 웨어Bronnie Ware가 이야기해 주는 후회들을 보면 고개가 절로 끄덕여진다.[29] 가장 먼저 제시하는 후회는 남들의 기대에 부응하기 위해 진정한 '나 자신'으로 살지 못했다는 후회다.

그다음으로는 자기를 더 행복하게 만들지 못했다는 후회다. 행복이란 주어지는 것이 아니라 자기가 스스로 만들어 내는 것이란 걸 깨닫지 못했다는 것이다. 이어 그는 일에 너무 바빴던 것, 자기감정을 표현하지 못한 것, 친구들과 연락하지 못했던 것들이 다섯 가지 가장 큰 후회라고 썼다.

  사람이 죽을 때 가장 아쉬워하는 건, 못 번 '돈'이 아니라 못 살아 본 '시간'이다. 자기 삶을 살아 내지 못했던 것이다. 내 인생의 기준을 내가 정하고 마음을 다시 리모델링하는 일. 수고하고 찾아온 이 아픔이 그것을 해야 할 때가 왔다는 신호다. 기회를 놓치지 말자.

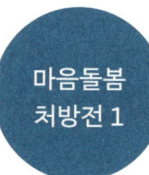

마음돌봄
처방전 1

처방 내역	마음 리모델링 책 쓰기	
순번	처방 실천	행동
1	마음에 드는 노트 한 권을 마련해 '내 삶 행동지침 인생서'로 삼는다.	'인생노트' 마련 평생 소장
2	'삶의 성공이란, 행복이란 이것이다'라고 내가 정의하고 결정해서 쓴다.	인생노트에 기록, 보관
3	매일 인생서를 읽으며 내용이 뇌 속에 기록되도록 한다.	최소 3개월 매일 읽기
4	세상을 바라보는 나의 관점을 바꾸어 새 삶을 마주해 본다.	평생
효능 효과	• 내가 쓴 인생시기 뇌에 새겨져 '나'의 삶을 살아 내게 되는 효과(신경가소성) • 마음이 리모델링 되어 내 삶 자체가 성공이고 행복이라 느껴짐(헵 학습규칙)	
자기돌봄의학(Selfcare Medicine)		

처방 2

스트레스 해독, 건강 추출

스트레스 해독은 스트레스에서 건강을 추출하는 것

스트레스가 건강에 해롭다는 것은 상식이다. 우리가 가장 잘못 알고 있는 상식이기도 하다. 스트레스 안에 건강도 깃들어 있다. 스트레스에 어떻게 반응하느냐에 따라 해로움과 이로움이 추출되는 것이다.[30] 미국에서 국민건강면접조사 NHIS, National Health Interview Survey를 실시한 이후 진행한 추척관찰연구[31]에서, 스트레스 지수가 낮은 집단보다 스트레스 지수가 높지만 긍정적으로 스트레스를 반응하는 집단이 수명이 더 길고, 더 건강한 삶을 살았다는 보고가 주목을 받은 적이 있다.

왜 그럴까? 이 연구를 계기로 스트레스 호르몬에 대한 후속 연구가 줄을 이었다. 결론적으로, 스트레스를 마주하는 마음의 태도에 따라 스트레스 호르몬의 종류가 달라지기 때문이다. 즉, 스트레스에 우리가 어떻게 반응하는가에 따라 몸을 해하는 호르몬이 생길 수도 있고, 몸을 살리는 호르몬이 생길 수도 있다는 뜻이다.

스트레스 긍정 반응은 건강한 스트레스 호르몬을 유도한다

스트레스가 나쁘다는 인식이 강했던 것은 코르티솔Cortisol 호르몬 연구들 때문이었다. 코르티솔 호르몬은 스트레스를 받게 되면 부신에서 분비되는데 지나치게 많이 생산되면 분명 좋지 않다.

코르티솔 호르몬은 우리가 잘 알고 있는 대표적인 부정적 스트레스 호르몬이다.[32] 그러나 사실 코르티솔 자체는 소중하다. 지속적인 과다분비가 문제이다. 스트레스 상황에서 뇌는 신속하게 예측하고 판단하기 위해 충분한 산소와 당분을 즉시 필요로 한다. 그래서 심장을 빠르고 힘차게 박동시켜야 한다. 이 역할을 코르티솔 호르몬이 해 준다. 뇌의 명령을 받고 스트레스에 대응하기 위해 몸은 평소보다 빠르게 움직일 태세가 갖추고 있어야 한다. 그래서 코르티솔은 뼈 가장 가까이 붙어 있는 깊은 근육들까지 긴장시키며 힘을 주게 한다.

스트레스 상황이 종료 때까지는 에너지가 많이 필요하다. 그래서 코르티솔은 평상시 몸 전체 에너지의 반 이상을 사용하는 소화와 면역을 일시 억제한다. 모든 에너지를 스트레스 대응에 집중시키는 것이다. 그러나 만약 이 코르티솔을 통한 스트레스 대응이 매일 반복되고, 분비량이 늘어간다면 이야기가 달라진다. 만성 코르티솔 호르몬은 노화 촉진 호르몬으로 여겨진다. 또한 암과 만성 뇌질환, 심혈관질환, 폐질환 등 5대 사망 원인 가운데 하나로 손꼽힌다.

스트레스에 대한 부정적 인식 때문에 제대로 주목을 받지 못했던 호르몬이 있다. 바로 DHEA Dehydroepiandrosterone 호르몬이다. DHEA 호르몬은 스트레스가 유도하는 건강 호르몬이다.[37,38] 젊음을 유지시켜 주는 슈퍼 호르몬으로 손꼽히기도 하고, 용기와 성장의 호르몬으로 상징된다. 근육을 유지하고, 성 호르몬을 공급하고, 몸의 활력을 주고, 면역력을 강화한다.

DHEA 호르몬은 남녀 모두 스무 살에 최고치를 찍고 이후 급격하게 분비량이 줄어들어 간다. 그런데, 이 호르몬이 스트레스를 받으면 분비되는 스트레스 유도 호르몬이라는 것이다!

DHEA는 과거 스트레스 연구에서 코르티솔처럼 큰 주목을 받지 못했다. 스트레스는 몸에 나쁘다는 고정관념 속에서 DHEA 호르몬의 출몰은 '네가 왜 거기서 나와?' 하는 다소 생뚱맞은 몸의 반응으로 여겨진 것이다. 하지만, 스트레스의 유익한 면에 관심이 모아지면서 DHEA가 스트레스에서 어떤 역할을 하는지에도 주목하기 시작했다.

DHEA는 코르티솔과 함께 스트레스반응으로 부신에서 분비된다. 하지만 그 최종 역할은 완전히 반대다. DHEA는 스트레스반응으로 손상되거나 상처 난 몸과 마음을 회복시키는 데 숨은 역할을 하는 것이다. 억제된 면역반응을 일으켜 세워 주고 다시 활성화시켜 준다. 응원해 주는 것이다. 마음의 불안과 우울증을 감소시키고, 공격성을 낮춰 준다. 더 나아가 심혈관질환 회복에 도움을 주고, 암 예방과 항암에 관여하며, 면역교란 관련 질병인 전신홍반루푸스질환에 이점이 있는 것으로 연구되었다.[37-40] 스트레스 호르몬의 반전이다.

두 얼굴의 스트레스가 긍정을 마주할 때

앞서 살펴본 두 스트레스 호르몬을 통해 스트레스의 양면을 눈치챌 수 있을 것이다. 나를 상하게 할 수도 있고, 나를 회복시키고 더 건강하게 해 줄 수도 있는 것이 스트레스다. 이 독이자 약인 스트레스의 비율을 따지는 연구가 있다. 코르티솔 대비 DHEA 호르몬 비율을 '스트레스반응 성장지수'라고 한다.[30] 성장지수가 높다는 것은 DHEA 수치가 코르티솔 수치보다 높아 스트레스의 건강효과를 가질 수 있다는 것이다.

그럼, 무엇이 DHEA 호르몬 수치를 높여 주는가? 많은 연구에서 스트레스를 대면하는 긍정적인 마음자세를 손꼽는다. '아유, 힘들어. 하지만 괜찮아. 괜찮을 거야. 괜찮길 바라' '그래도! 힘내 보자' 하는 긍정적인 마음으로 이렇게 스트레스를 마주하면 몸속 코르티솔 분비는 즉시 낮아지고, DHEA 수치는 바로 높아진다. 성장지수가 강세를 보여 주는 것이다.

최근 연구는 스트레스가 내 건강에 도움이 될 수도 있다는 정보를 듣는 것만으로도 DHEA 분비를 높여 주는 걸로 확인되었다. 반대로 스트레스를 마주할 때 부정적인 반응이 앞서면 코르티솔 수치가 급격하게 상승하고, DHEA 호르몬은 사라져 간다.

'스트레스가 있느냐, 얼마나 많이 받느냐' 라는 질문보다, '스트레스를 마주할 때 어떻게든 긍정적인 태도로 반응해 보려고 하느냐' 라는 질문을 나에게 던져 보면 좋겠다. 지금 자주 대면하는 사람이나 일이 주는 스트레스 요인들은 늘 그 자리에 있다. 한 치의 변화도 없이 말이다. 하지만, 스트레스 요인에 대한 관점을 달리해 보고, 긍정적으로 대응해 보자. 그 누구도 아닌 나를 위해서.

그러면 성장지수가 높아지며 내 몸을 순환하는 DHEA가 나를 보듬어 주기 시작할 것이다. 나를 더 강하게 만들어 줄 것이다. 내가 써낸 뇌 속의 내 행동지침서가 스트레스를 긍정으로 바라보고 마주하도록 도움을 줄 것이다.

스트레스, 삶의 의미를 높이다

'당신의 삶이 의미 있다고 생각하나요?'라는 질문으로 실시된

한 연구를 살펴보자.[41,42] 심리학 연구 분야에서 가장 많은 연구 인용 지수를 기록했던 로이 바우마이스터Roy F. Baumeister 교수의 '삶의 의미'에 대한 연구프로젝트이다. 로이 바우마이스터 교수는 미국 성인들을 대상으로 내 삶이 의미 있다고 여기는 사람과 그렇지 않은 사람들의 차이가 무엇인지 살펴보았다. 이 연구에서 제시된 여러 요인들을 보면서 인상적인 내용이 있었다. 바로 스트레스와 그에 따른 걱정이 높은 이들에게서 내 삶이 의미 있다고 여기는 경향이 높다는 것이다.

해석을 덧붙여 보자면, 자기가 생각하기에 지금까지 주변에서 많이 피곤해 보인다는 이야기를 들어 왔고, 요즘 스트레스와 걱정이 늘어나는 것 같다면, 그건 '지금까지는 내 인생에 의미를 부여하며 잘 살아왔다'는 것을 뜻한다고 본다. 축적된 스트레스로 마음이 지친 상태가 되었다는 것은 동시에 오히려 인정받을 만한 삶을 살아 냈다는 것이다. 잘못도 나쁨도 아니다. 그래서 몸이 스트레스와 걱정으로 지친 나를 통증과 우울감으로 잠시 멈춰 세웠던 것이다. 이건 나를 인정하는 신호였던 것이다.

"그동안 수고했어요, 해야 할 일이 많으신데 멈춰 서게 해서 죄송해요. 조금 쉬세요. 당신이 우선순위예요."

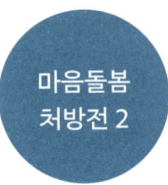

마음돌봄 처방전 2

처방 내역	스트레스 디톡스	
순번	처방 실천 설명	행동
1	스트레스가 나쁘기만 하다는 오해를 멈춘다. 스트레스가 건강을 유도하는 좋은 기회가 될 수 있음을 이해한다.	상시 기억
2	긍정은 스트레스를 해독하여 건강호르몬 (DHEA, 옥시토신, 세로토닌 등)을 유도한다는 사실을 기억한다. • DHEA - 면역기능 강화, 인지기능 향상, 노화 방지 • 옥시토신 - 스트레스 완화, 불안감 감소 • 세로토닌 - 기분 개선, 수면 질 향상	상시 기억
3	긍정을 이끄는 마법의 주문을 쓴다. 예시 문장을 소리 내어 읽으며 머리로 기억하고, 가슴으로 소화한다. 나만의 긍정 문장을 만들어 본다. • 이 또한 지나가리라 • 흔들리지만 뿌리가 깊어지는 거야 • 괜찮아, 난 더 성장할 거야 • 그럼에도 감사하다	생각날 때마다 긍정 문장 쓰기 소리 내어 읽기
효능 효과	• 스트레스 조절력 성숙 (스트레스대면 마음자세 성숙) • 스트레스 저항력 향상 (스트레스반응 성장지수 향상) • 스트레스로 인한 정신건강 문제 예방 및 개선	

자기돌봄의학(Selfcare Medicine)

처방 3

마음 응급회복, 100초 자세

정신과 의사의 고백, '몸이다!'

코로나19 팬데믹 기간 동안에는 모든 의료 컨퍼런스, 모임 또한 제한되었다. 그러나 의료계에서는 그 시기, 몸건강 분야 권위자들이 자발적으로 서로를 초대해 온라인 컨퍼런스를 열기도 했다. 나도 그 컨퍼런스의 초대로 '몸돌봄'을 주제로 강의를 하게 되었다. 마지막 슬라이드가 넘어가고 질의응답 순서가 되었을 때, 화면을 끈 채 듣고만 있던 한 분이 얼굴을 드러내며 첫 질문을 던졌다. 정신과 교수이자 의사로 재직 중이시고, 은퇴를 앞두고 있다고 본인을 소개했다. 자기는 평생 '마음' 건강의 권위자로 살아왔지만 최근 '몸'에 대한 공부를 시작했다고 고백하며 이야기를 이어 갔다.

그 교수님은 평생 고민이 하나 있었다고 한다. '비슷한 사연의 환자들에게 동일한 정신과 약을 처방하고 심리상담을 해 주었음에도 불구하고, 누구는 결국 마음의 문제를 극복해 내고, 다른 누구는 여전히 그 울타리에서 벗어나지 못하는 것은 어째서일까?' '그 차이를 만들어 내는 것이 무엇일까?' 하는 질문들이었다.

은퇴를 앞두고 교수님은 시간을 내어 월요일은 마음의 문제를 극복한 환자들만 생각을 하고, 화요일은 여전히 마음의 문제에 매여 있는 환자들만 떠올려 보았다. 그렇게 월요일부터 금요일까지, 하루씩 번갈아 가며 지난 환자들의 오랜 진료 차트까지 살펴보고, 그들을 떠올려 보기를 반년 동안 해 왔다.

어느 날 교수님은 자기 환자들을, '결국 문제를 극복한 환자들'과 '여전히 문제에 얽매여 있는 환자들'로 그룹을 나누고 각 그룹별로 모아서 생각해 보았다. 어떤 모습이었는지, 어떻게 말하는지, 어떤 상태였는지, 기억을 더듬어 각 그룹의 환자들이 모여 있는 모습을 떠올리다가 깜짝 놀랐다. 각 그룹에 모여 있는 환자들의 모습이 다 비슷했던 것이다. 그러니까 몸의 자세였다! 그 차이는 바로 몸이었다!

결국 마음의 문제를 극복한 환자들은 몸이 보다 반듯했다. 몸을 조금이라도 움직여 운동이나 활동을 했다는 것이다. 반면에, 평생 그 굴레에서 벗어나지 못한 환자들은 늘 고개를 숙이고 있거나 어깨를 움츠리고 있었다. 그리고 운동과 몸의 활동이 상대적으로 적었다고 했다. 마음건강의 비밀은 몸이었다고, 교수님은 차분하지만 힘주어 말했다. 더 놀란 것은, 이 발견을 은퇴한 정신과의사들과 심리상담사들이 조직한 학회에서 발표한 적이 있는데 그 자리에 있는 모든 분들이 이에 동의했다는 사실이었다.

몸의 이완이 마음의 안정

지난 수십년 간 학계는 '마인드 바디 Mind-Body: 마음이 몸에 미치는 영향'을 이미 잘 알고 있었다. 2003년 미국 가정의학회지 The Journal of the American Board of Family Practice에서 존 아스틴 John A. Astin 박사는 메타분석을 통해 마음의 안정이 만성통증, 심장질환, 암 치료에 상당한 효능이 있음을 제시했다.[43]

그런데 반대로 앞선 정신과 교수님의 고백처럼, 몸의 자세와 움직임이 마음의 회복에 핵심이 될 수 있다는 새로운 패러다임이 과학계에 시작되었다. 이제는 '바디 마인드 커넥션 Body-Mind Connection'이라는, 몸으로 마음을 다스리는 솔루션을 통해 마음회복의 시작이 '몸'이라는 견해가 주류무대에 오르게 된 것이다.

최신 뇌과학 분야는 몸과 감정의 연관성을 크게 주목하고 있다. 감정이란, 뇌가 감각 신경을 통해 지금 몸에서 일어나는 반응들을 파악해서 지금의 상황을 해석해 내는 결과물이라고 입을 모으고 있다.[44] 몸의 반응을 해석하는 과정에서 과거의 경험과 그 경험에서 내 몸이 어떻게 반응했는지를 뇌가 빠르게 기억해 내어 지금의 상황을 효율적으로 추측하고 대응하고자 한다는 것이다. 몸 상태가 최종 감정에 직접적인 영향을 미친다는 이 관점은 상당히 연구가 진척되어 이론화 단계로 이어지고 있다.

결론적으로 쉽게 풀어 보면, 마음으로 마음을 다스리는 것보다 오히려 몸의 이완을 통해 마음의 안정을 이끌어 낼 수도 있다는 말이다. 최근 뇌과학 분야에서도 이러한 관점이 활기를 띠고 있다. 하지만, 생각해 보면 과학이 연구 프레임을 통해 이 가능성을 제시하여 주목받기 전에도 이미 우리는 오랜 기간 적용해 오고 있었다. 이를테면 산책을 하면 마음이 한결 풀린다든가 하는 일상의 경험을 알고 있지 않은가.

언젠가 나는 아이들과 함께 뉴질랜드 퀸스타운에 있는 와카티푸호수Lake Wakatipu를 배로 가로질러 작은 농장에 방문한 적이 있다. 배에서 내리면 가장 먼저 눈에 띄는 것은 정원의 꽃들이다. 빙하가 녹은 푸른 물과 녹색의 넓은 잔디를 배경 삼아 바람에 흔들리는 꽃들은 우리의 시각과 후각뿐 아니라 발길도 사로잡았다.

꽃을 좋아하는 두 아이를 양손에 잡고 정원으로 가는데, 어쩐 일인지 두 아이가 전혀 다른 반응을 보였다. 다섯 살 막내는 잡은 손을 순식간에 뿌리치고 꽃으로 달려갔다. 꽃향기를 맡고, 채집할 만한 곤충이 있나 두리번거리며 신이 났다. 그런데 열 살 둘째는 내 손을 더 힘주어 꽉 잡고 있었다. 얼마나 힘을 주었는지 내 손이 아플 정도였다.

찬찬히 살펴보니 나에게 기대어 멈춰 선 둘째의 몸은 경직되어 있었다. 눈은 꽃을 향하고 있었지만 정면으로 응시하지 않고 째려보듯 했고, 고개와 어깨는 움츠려 있었다. 그러고 난 뒤 얼굴에 불안한 기색을 보이기 시작했다. 아이는 혼자 속삭이고 있었다. '벌이 있을 것 같아. 벌이 있는 거 같아. 저거 벌인가?' 예전에 자동차 뒷좌석 창문으로 들어왔던 벌에 쏘인 기억을 소환하고 있었던 것이다. 이런 두 아이의 상반된 반응을 목격한 것은 현대 뇌과학이 주목하고 있던 '몸과 감정 연결'의 기전을 몸소 알게 된 순간이었다.

아빠가 벌을 무찔러 주겠다는 마음의 안심 전략은 쓰지 않기로 했다. 그저 아이의 굳은 몸을 안아 주었다. 등을 쓰다듬어 주었다. 잔뜩 힘이 들어간 어깨를 쓸어내려 주었다. 아무 말 없이 기다려 봤다. 아이의 가쁘던 호흡이 잔잔해지고 있었다. 아이의 굳은 몸이 풀리면서 아이를 안고 있던 내 손도 풀어졌다.

아이는 고개를 들고 꽃을 정면으로 바라보기 시작했다. 더 이상 불안한 얼굴이 아니었다. 비장해 보였다. 아이는 깊이 숨을 내쉬더니 내 손을 잡아당기면서 한마디했다.

"가 보자, 아빠!"

이 한마디에 왜 코끝이 찡해졌을까.

"괜찮겠니, 벌?" 아이는 한 발 한 발 천천히 내디뎠다. "아빠, 벌은 먼저 쏘지 않는대요. 무서워서 갑자기 움직이면 벌도 놀라 쏠 수 있대요. 침착하세요"라고 했다. 벌에 대한 두려운 마음을 이겨 내고 꽃을 즐겨 줘서 고마웠다.

다시 돌아와서, 컨퍼런스에서 만났던 그 정신과 교수님은 자기 고백을 마무리 지으면서 다음 질문을 건네주셨다. 평생 환자들을 마주하면서 결국 마음회복의 열쇠는 몸이라는 비밀을 알게 되었고, 최근 뇌과학 연구도 이 비밀에 힘을 실어 주고 있는데, 이러한 몸과 마음의 관계를 좀 더 쉽게 알 수 있는 방법은 없는지 또, 임상적으로 환자들에게 바로 도움이 될 만한 방법은 어떤 것들인지 하는 질문이었다. 몸이 마음가짐에 영향을 미치는 비밀, 이제 몸과 마음의 연결고리를 알아보자.

보이지 않는 마음이 몸에서 보인다

퇴근 후 집에 왔는데 평소 같으면 달려와서 폭 안기는 막내가 거실 바닥에 고개를 푹 숙이고 앉아 있었다. 양쪽 어깨도 축 처져 있었다. 주변에는 열심히 쌓아 올린 장난감 레고 블록이 반쯤 무너져 사방에 흩어져 있었다. 툭 튀어나온 입, 초점 없는 눈, 닫혀 있는 귀. 온몸으로 마음이 상해 있다는 것을 표현하고 있었다.

나는 마음을 회복하는 열쇠가 몸에 있음을 상기했다. 아이 셋을 키워 보니, 이럴 때 "괜찮아!" "다시 할 수 있어!" "실패를 통해 배우는 거야"라는 말을 하면 아이를 더 실망하게 한다. 그렇다고 "얼마나 속상할까" "마음이 참 힘들겠다"라는 위로는 아이의 울분을 터트리는 결과를 초래한다. 순서가 중요하다. 우선 몸이다. 조용히 막내 뒤에 앉았다. 그러고는 가만히 안아주기만 했다. 아이와 나의 숨 쉬는 속도가 비슷해져 갔다. 아이는 고개를 들어 나를 한 번 쳐다보더니 뒤돌아 내 품에 안겼다. 그러더니 곧 "아빠, 밥 먹고 나랑 레고 탑 쌓기 할래요?" 한다.

그렇구나! 몸이 첫 번째가 맞구나. 몸을 먼저 위로해 주는 것이 마음회복의 출발이구나! 한참 아이 등을 쓰다듬어 준 뒤에야 말해 주었다. "너 속상했겠다. 아빠도 그런데……. 더 튼튼하게 세워 보자. 어떻게 하면 좋을까?" 아이는 그날 저녁 혼자서 블록을 자기 키만큼 높이 세웠다. 그 옆에서 뿌듯한 듯 고개를 세우고 가슴을 쭉 내밀고 서 있었다. 그 당당한 몸짓에서, 이제 스스로를 자랑스러워하는 마음이 다 보였다.

눈에 보이지 않는 것은 보이는 것으로 볼 수 있다. 미술가의 보이지 않는 예술세계는 캔버스 위에 펼쳐질 때 보인다. 보이지 않는 바람은 구름의 움직임으로 볼 수 있다. 보이지 않는 사람의 마음도 행동하는 몸으로 보인다. 카페에 앉아 누구든 그 앉아 있는 모습을 보면 어느 정도 그 사람의 상태를 짐작할 수 있다. 고개를 푹 숙이고 있으면 무슨 안 좋은 일이 있나 싶다. 고개를 치켜세우고 있으면 자신감이 넘치나 싶다. 고개를 더 숙이고 어깨를 모으고 있는 사람이 고개를 좀 더 들고 있는 사람과 대화하는 모습을 보면 그들의 관계도 짐작할 수 있다.

인터넷 검색창에서 '우울'을 검색하면, 결과 이미지 속 사람들은 하나같이 고개를 숙이고 있다. 어깨를 모으고 있다. 몸이 땅을 향한다. 반대로 '행복'을 검색해 보면 이미지 속의 모든 사람들은 고개를 들고 있다. 가슴을 펴고 팔을 들어 하늘을 향한다.

몸으로 마음이 다 보이는 것이다.

뇌는 몸을 보고 마음을 읽는다

여기서 질문해 볼 수 있다. 우리가 누군가의 몸자세를 보고 그 사람의 감정을 짐작하는 것처럼, 혹시 나의 뇌도 내 몸자세를 유심히 관찰하고 내 감정이 어떤지를 판단하는 것이 아닐까? 비록, 내가 일하느라 고개 숙여 컴퓨터 작업을 하고, 아이를 돌보느라 아이 눈높이에 맞춰 자주 고개를 숙인 것뿐인데, 설마 나의 뇌가 이것으로 내 감정이 좋지 않다고 짐작해서 반응하고 있는 게 아닐까? 반대로 고개를 들고 있을 때 내 마음의 날씨가 좋은 걸로 판단하는 게 아닐까?

그렇다면 뇌는 호르몬으로 반응을 할 것이다. 호르몬은 행동에 영향을 미친다. 이 질문들에 대한 연구들이 활발하다. 그중 하버드대학교 연구팀이 진행한 몸자세에 따른 호르몬 변화 연구 결과를 보자.[45] 남녀를 함께 골고루 섞어 두 그룹을 구성했다. 한 그룹은 고개를 숙이는 자세를, 다른 그룹은 고개를 드는 자세를 1분 동안 지속하게 했다. 그런 뒤 두 그룹 모두를 대상으로 행동에 영향을 미치는 코르티솔 호르몬과 테스토스테론(Testosterone) 호르몬의 변화를 관찰했다.

코르티솔 호르몬은 스트레스반응 호르몬으로 사람이나 상황에 대한 두려움을 내포한다. 동물의 경우 서열이 낮을수록 코르티솔 수치가 높게 나타나고, 직장에서는 부하 직원에게서 높은 수치가 관찰이 된다. 코르티솔 호르몬은 복종과 긴장의 행동을 유도하기 때문이다. 테스토스테론 호르몬은 그 반대로, 서열이 높은 동물들이나 경기에서 승리한 선수들에게 수치가 높게 나타난다.

경기 전 테스토스테론 호르몬이 높은 선수들은 경기를 앞두고 긍정적인 마음이 높다는 것도 관찰된다. 테스토스테론 호르몬이 향상된 승자는 다음 경기 전에도 이 호르몬 수치가 높이 나타나며, 실제 경기에서 승리할 확률이 높다. 테스토스테론 호르몬은 한계에 대한 도전과 잠재력을 끌어내 주는 자신감의 호르몬으로 인식되고 있다. 그래서 스포츠 경기에서는 선수들이 인위적으로 테스토스테론을 투약하는 일도 발생한다. 물론 몸에서 천연 분비되는 호르몬은 전혀 문제가 되지 않는다.

이 연구에서 두 그룹의 호르몬 변화 차이가 극명하게 관찰되었다. 고개를 숙인 그룹에서 코르티솔이 증가하고, 테스토스테론 호르몬이 감소했다. 고개를 든 그룹에서는 반대 결과가 나타났다. 코르티솔이 감소하고 테스토스테론 호르몬이 증가한 것이다.

몸으로 마음을 지키는 건강비밀

이 연구가 진행되기 전부터, 마음을 위한 몸의 자세는 동서고금을 막론하고 다양하게 강조되어 왔다. 몸의 올바른 자세가 마음의 올바른 태도를 유지시켜 준다는 사실은 건강비법 가운데 하나가 되었다. 영국 엘리자베스 2세 여왕 역시 이 비밀을 알고 있었다. 이것이 왕관의 무게를 견뎌 내는 힘이었다.

나의 의대 지도교수님이 나를 따로 불러 이 비밀을 강조하셨던 기억이 아직도 생생하다. 지도교수님은 독일인으로, 영국에서 공부할 때 유일한 비영국인이었다. 그 시절 당신을 잘 챙겨 준 교수님이 있었는데 왕실의 건강을 담당한 여러 전문 주치의들 중 한 분이었다. 엘리자베스 여왕이 어린 나이 국모의 자리에 앉아 많은 책임과 압박 속에서도 무너지지 않은 것은, 몸의 자세가 무너지지 않도록 돕는 이 의료진들의 조언과 치료 덕분이었다. 여왕이라서 자세가 좋고 고개를 숙이지 않은 것이 아니라, 고개를 드는 것을 훈련하고 관리를 받았기에 여왕의 마음을 지킬 수 있었던 것이다.

몸의 중요성에 대한 이 조언은 너무 단순해서 한 번 듣고 기억에서 흘려보낼 수도 있었지만, 그 가치를 왕실의 건강 이야기로 심어 주고 놓치지 않도록 강조해 준 교수님의 마음이 지금도 가슴 한구석에 감사로 자리 잡고 있다. 이 건강비밀을, 나의 지도교수님은, 역시 당신 제자 중에 유일한 비유럽인이었던 나에게 유산처럼 전해 주셨다. 나를 보면 교수님의 의대생 시절 모습을 보는 것 같다고 하셨다.

살면서 어렵고 힘든 상황에서 고개를 든다는 것은, 두렵지 않다는 것이 아니라, 두렵고 힘들 수 있지만 용기를 내보겠다는 강력한 몸의 메시지다. 뇌는 이것을 인지하고 호르몬으로 반응한다. 그리고 행동을 지배한다. 이 과정이 몸에서 시작해 삶의 변화가 일어나는 흐름이다.

몸이 마음가짐에 영향을 미친다는 비밀의 퍼즐이 맞춰진다. 정신과 교수님의 고백처럼 몸의 자세가 마음의 자세를 이끈다. 마음이 감당하기에 어려운 상황에서도 긍정의 힘이 발휘될 수 있는 원동력은 바로 고개를 숙이지 않는 몸의 태도. 어떤 스트레스 상황 앞에서도 고개를 숙이지 말고 짧은 시간이라도 고개 들고 가슴을 펴고 천천히 숨을 쉬어 보자.

그러면 나를 두렵게 하고 위축하게 만드는 코르티솔 호르몬은 멈출 것이다. 대신 내 안에 잠재되어 있던 용기를 이끌어 줄 테스토스테론 호르몬의 농도가 상승할 것이다. 스트레스 앞에서도 긍정의 마음을 놓치지 않을 것이다. 이것은 다시 내 몸에 DHEA 호르몬 농도를 상승시켜 내 몸을 더 건강하게 해 줄 것이다.

마음회복을 위해 몸자세 100초를 제시해 드리고 싶다. 몸자세를 바르게 한다는 것은 바로 마음자세를 리셋한다는 의미다! 숫자 100은 장수, 최고, 완벽을 상징한다. 여러분이 기억하기도 쉬운 숫자다. 매일, 어떤 상황에서도 실천할 수 있기를 바란다.

갑자기 찾아온 마음의 공황 앞에서도, 반복적으로 마주하는 스트레스 앞에서도, 일회성으로 대면하게 된 고민거리 앞에서도, 딱 100초의 시간을 나에게 주자. 고개를 들고 가슴을 펴고 천천히 호흡을 20번 정도 해보자. 편안한 호흡은 코르티솔 호르몬을 낮추고, 자율신경계의 빠른 안정을 유도해 준다.[46] 매일 100초 동안 한 손 또는 양손을 가슴에 올려 스스로를 위로하는 몸자세를 하자. 혼자 있을 때는 혼자, 같이 있을 때는 같이 해도 좋다.

1분간 고개를 숙이지 않고 당당히 들었을 때 용기의 호르몬이 분비되는 것을 확인했다. 10분간 등을 굽히지 않고 폈을 때 코르티솔 호르몬이 경감되는 연구들도 많다. 현대인의 삶에 고개를 숙여야 하는 일들이 참 많다. 여유가 늘 부족하다. 그럼에도 짧게 짧게 있는 그 빈 시간들 속에 몸자세 100초를 투자하자. 작은 씨앗 같지만 건강한 호르몬들과 마음의 용기와 힘이 돋아나기 시작할 것이다. 100초 알람을 설정해서 몸자세를 해 보자.

몸을 다시 세움으로, 사람과 상황에 얽매이고 종속되는 것이 아니라, 용기를 내는 힘을 얻고, 내 삶을 내가 가꾸는 방법을 익힐 수 있다. 몸을 세우는 것은 건강한 마음으로 가는 출발이며 마음 성장을 이끌어 주는 비밀이다. 너무 간단하지만 놀라운 효과다. 몸의 자세와 태도는 마음의 자세와 태도를 빚어 낸다. 마음회복을 위한 100초의 몸자세 변화, 편안한 호흡과 함께 지금 해 보자!

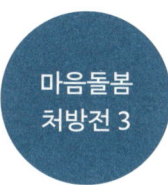

마음돌봄
처방전 3

처방 내역	마음회복 자세 100초	
순번	처방 실천 설명	행동
1	뇌는 몸 내부 상태를 지속적으로 모니터링하며, 몸의 긴장 (근육 긴장, 숙인 자세, 호흡 가속, 심박수 증가)을 마음의 긴장으로 해석한다는 걸 기억한다.	상시 기억
2	마음의 빠른 회복이 필요할 때 고개를 숙이지 않는다. 의도적으로 고개를 들고 버티기를 반복한다.	100초 이상 매일 실천
3	가슴을 펴고 깊이 천천히 호흡해 낸다.	100초 이상 매일 실천
효능 효과	• 안정적 호흡으로 심박수를 안정 • 마음 응급 회복 • 스트레스 상황에서 감정보다 인지적 대처 능력 향상 • 몸 이완과 마음 안정의 선순환으로 만성통증, 심장질환, 암과 같은 만성질환 예방 및 개선	

자기돌봄의학(Selfcare Medicine)

처방 4

감정파도폭풍,
참나로 고요하기

아픔으로 드러나는 쓴뿌리와 뇌폭풍

뇌 속에 자기조직화패턴을 만든 뉴런들이 활동할 때 내는 소리가 있다. 증폭해서 들을 수 있는데 그것을 뇌파라고 한다. 뇌파는 파도처럼 출렁거리는 여러 종류의 리듬들이 있다. 모두 다섯 종류의 리듬 파도들이다.

폭풍우 몰아치는 날 거센 파도 같은 '감마파도'. 제법 바람이 부는 날 높은 파도 같은 '베타파도'. 이 두 파도는 우리가 생각하고 활동할 때 서서히 시작되는데 생각이 많고 걱정과 긴장이 더해지면 거세진다. 불안과 초조를 느끼게 하며, 스트레스를 받을 때면 진짜 폭풍우 속 파도 같아진다. 고요한 날 평안한 물결 같은 '알파파도'가 있다. 쉴 때 나타나는 파도다. 잠자듯 잔잔한 '세타파도'와

'델타파도'가 있는데 이들은 잠들기 전후 나타나는 파도다.

수고하고 아파지기까지의 삶은 어떤 파도를 타고 왔을까? 높은 파도를 헤치며 넘어지지 않도록 애쓰고 수고한 삶이 있었을 것이다. 웬만한 거센 파도는 익숙하게 헤쳐 왔을 것이다. 날씨가 잔잔해 파도가 없는 날에도 언제 다시 높은 파도가 올지 모른다는 경각심을 떨치지 못했을 것이다. 때론 허락 없이 찾아오는 불안감에, 스스로 생각의 파도를 일으키며 살아 내느라 쉼이 부족했을지도 모른다.

쉼 없는 수고가 축적되면 뇌의 피로감도 축적된다. 뇌에도 실제 피로물질이 축적된다. 자동차가 운행을 위해 연료를 쓰고 매연을 내뿜듯, 뇌도 마음 쓰는 활동을 위해 산소를 연료로 쓰고 '산소매연', '산소독소' 또는 '활성화산소' 라고 불리는 찌꺼기를 배출한다.

오랜 수고의 과정에서는 뇌가 쉼 없이 몰입하고 고민하게 된다. 이 과정에서 뇌파의 물결은 잔잔함보다 요동치는 날이 많았을 것이다. 산소의 공급만큼 중요한 것이 산소매연의 배출이다. 산소매연의 배출은 뇌파의 물결이 잔잔할 때 가능하다. 수고로 가득한 삶에 충분한 몸과 마음의 휴식은 부족했을 것이다. 몸은 쉬지만 마음은 늘 걱정의 파도에 올라타고 있었을지 모른다.

깊은 수면이 매일 산소매연을 배출시켜 준다. 잠들어 뇌의 파도가 잔잔할 때, 뇌척수액이 뇌로 들어가 매연을 걸러 뇌 밖으로 배출시킨다. 하지만, 오랜 수고의 날들에서는 잠이 부족했을 것이다.

충분히 자지 않으면, 쌓이는 산소매연 양이 배출되는 양보다 증가한다. 보통, 수면 중에는 잔잔한 세타파도나 델타파도가 물결친다. 하지만 수고한 날들에는 꿈에서도 일을 하고 고민을 한다. 그래서 자고 있음에도 뇌의 물결은 여전히 폭풍우 같은 감마파도와 거센 베타파도였을 것이다.

수고하는 날들이 길고, 그 몰입의 정도가 깊을수록 뇌의 거센 파도는 잘 멈추지 못한다. 그럴수록 뇌에 축적되는 산소매연은 증가한다. 만성적으로 거세게 출렁이는 뇌파로 인해 낮아진 수면의 질과 만성피로는 뇌질환뿐만 아니라 전반적인 건강에 위협이 된다고 경고해 오고 있다.[47]

밤에 잠을 잘 때 잔잔히 물결치는 뇌의 파도는 뇌 속의 산소독소 찌꺼기를 제거해 준다. 이것들이 배출되지 못하고 쌓여 엉겨 붙기 시작하면 큰 찌꺼기 단백질로 변모되는데, 이것이 바로 베타아밀로이드Beta-amyloid나 타우단백질Tau Protein이 된다. 치매를 포함한 뇌질환의 원인물질들이다.[48]

2022년 발표된 건강보험심사평가원 보고에 따르면, 40대의 뇌질환자 수 증가가 눈에 띈다. 20대의 10배이며 30대의 3배가 넘는 걸로 나온다. 최근 5년간 젊은 20대부터 전 연령층의 뇌질환이 증가 추세다. 20대에도 안심할 수 없다. '영츠하이머'라 불리는 치매가 발생되고 있다. 중년의 치매도 급증했다. 노인치매는 보통 발병 20년 전부터 치매의 싹을 틔운다고 본다. 주요 사망 원인 10위권에 치매가 진입했다.

결국 긴 수고의 날들 동안 삶의 거센 파도를 마주하고, 몸과 마음의 쉼이 부족해 뇌에 축적되었던 수고의 부산물들이 작은 싹을 틔웠을 수도 있는 것이다. 어떻게 해결해야 할까? 방법이 있다.

뇌폭풍을 평안한 물결로

영국 철학자 루퍼트 스피라Rupert Spira는 저서 《알아차림에 대한 알아차림》에서 자아의 본질을 보는 동양의 오랜 성찰법을 바다와 하늘로 비유했다. 바다 표면의 파도들보다 깊은 바닷속을 들여다보는 것, 하늘의 구름보다 그 위의 푸른 창공을 바라보는 것이 자기 진짜 내면을 살피는 것과 같다는 것이다.

여름철 태풍이 찾아오면 거센 파도를 일으킨다. 한두 번일 때는 태풍은 좋은 점도 많다. 바다에 산소를 공급하여 어류를 풍성하게 하고, 지구의 열을 식혀 주고, 적조현상을 없애 준다. 하지만 매주, 매일 연속적인 태풍이 몰아친다면 파도는 해일이 되어 많은 것을 무너지게 할 것이다. 뇌의 거센 파도 물결을 어떻게든 잠재워야 한다. 그래야 내 마음이 무너지지 않고 회복될 수 있다.

뇌는 오감을 통해 내 몸 밖 외부세계를 바라본다. 이 '외부의식'의 정보를 처리할 때 과거의 아픈 기억, 현재의 쉼 없는 수고, 미래에 대한 걱정들이 뇌의 파도를 높아지고 거세게 한다. 어릴 때부터 나의 뇌에 조직화된 시냅스들은 필요에 따라 강풍이나 돌풍 또는 폭풍을 일으킨다. 이때 만들어진 뇌의 파도 위에서 행동도 그 리듬에 흔들린다.

하지만, 뇌가 깊은 호흡으로 몸 안 내부세계를 바라보면 이 '내부의식'의 정보를 처리하는 과정에서 뇌의 파도는 잠잠해진다. 내부세계를 바라본다는 것은 바로 시선을 '나로 향한다'는 것이다. 나를 둘러싼 외부에서 지웠거나, 내가 스스로 짊어진 타이틀들을 하나씩 내려놓다 보면 '나'라는 것만 남는다. 이 '나'를 바라볼 때 파도는 잔잔해지기 시작한다. 내부세계에서는 '나'를 판단하는 외부 평가가 들어올 수 없다. 내부세계에서는 스스로에 대해 자책할 권리가 없다. 다만 자기 존재를 존중하는 의무가 가득하다.

맑은 하늘 아래, 푸른 해변 앞에, 홀로 바다를 향해 서 있다고 생각해 보자. 이것이 '나'를 향한다는 것이다. 잔잔한 바닷바람이 불어와 '나'를 스치고 지나갈 것이다. '나'를 향하게 되면 분주한 몸도 펴지면서 자연스럽게 고개가 들어 올려지게 된다. 깊은 이완의 한숨도 나온다. 긴장이 풀어진 얼굴에는 미소가 번진다.

내 안의 마음거인, 참나

나를 장식하는 타이틀이 많다. '이름'을 시작으로, 가정에서는 누군가의 딸, 아들, 형제, 자매, 부모라는 관계의 타이틀, 사회에서는 직책 이름이나 '님'이라는 타이틀이 있다. 그러나 이건 '본질적 나'는 아니다. 나의 외부적 모습일 뿐이다. 이 외부적인 호칭과 타이틀로 수고의 삶을 살아왔다. 그리고 나의 뇌에 새겨져 왔던 행동지침서에 따라, 외부에서 주는 기준에 따라 열심히 달려왔다. 폭풍도 견디며 말이다.

'나는 누구일까'라는 내부를 향하는 질문은 주로 외부정보를 처리하며 살아왔던 뇌에게는 익숙하지도, 선호할 만하지도 않다. 외부에서 주어지는 만족은 오래가지 못한다. 거세게 밀려오는 파도 앞에 쌓아 놓은 모래성 같다. 지켜 내고 유지하기가 힘들다. 때론 타이틀을 내주어야 하는 시간도 오기 때문이다. 이 외부 타이틀이 소중하지 않다는 말은 아니다. 다만, 예쁘게 정성이 들어간 박스 안에 선물이 빠져 있으면 그 포장은 더 이상 그 가치가 없어진다.

내가 '나'로 눈길을 주고, 내가 내 삶의 행동지침서를 작성해 나갈수록 내 마음 깊이 들려오는 '나'의 소리를 듣게 된다. 뇌의 파도가 거칠 때는 잘 들리지 않았던 소리가 있다. 파도가 잔잔해지면 그 소리가 조금씩 들리기 시작한다. '너 고생 많아', '여기까지만 하고 잠깐 쉬자, 쉬어야 해', '그거 다시 한번 더 도전해 볼래?', '이번은 안 된다고 거절해, 네가 더 소중해', '너 자체로 좋아', '너 참 괜찮다', '네가 진짜 자랑스러워' 같은 말들.

내 마음 깊은 곳에서 나를 바라봐 주고, 나에게 이야기해 주는 이는 누구일까? 바로 나다. 참나다. 내 안에 이 본질적 '나'는 외부의 폭풍이나 거친 바다에도 흔들리지 않는다. 내 안에 위대한 거인처럼 외부에서 고군분투하는 나를 지켜보고 있는 모습이다. 늘 나와 함께 있고, 늘 나에게 이야기해 주는 내 안의 나, 마음거인 같은 나다.

내가 타이틀을 내려놓고, 진짜 내가 되면 강하고 위대해진다. 그리고 진짜 내가 되어 다시 외부로 나가면, 더 이상 골리앗 같은 거센 파도가 나를 흔들지 못한다. 크게 보였던 스트레스가 작고 소소하게 느껴진다. 작게 느껴졌던 내가 위대해 보인다. 내 몸의 반응도 긴장과 초조함이 아니라 이완과 평안이 찾아온다.

내가 나를 향하고, 내 안에 위대하면서도 포근한 품을 제공하는 거인 같은 진짜 나와 하나가 될 때, 우리 몸의 자기돌봄시스템은 강화된다. 내 몸속 의사도 힘을 얻게 된다. 내부의 나를 만나는 이 과정에서 나의 뇌파는 안정을 찾아간다. 억눌린 부교감신경이 다시 활성화되어, 면역활동을 되살린다. 꽉 조이고 있던 심장을 풀어 한결 편해진다. 수축되었던 소화장기들이 이완되며 배가 편해진다.

나는 누구인가

나는 우주에 단 하나의 나로 존재한다. 나의 생명은 생명의 근원에서 주어졌다. 우주에서 나는 먼지만큼 작다. 하지만 이 우주가 나를 위할 만큼 나는 위대하다. 나는 생명이다. 이 생명을 품고 있는 내 몸이 숭고하다. 생명이 몸에서 빚어내는 내 마음이 고귀하다. 몸의 수명은 한계가 있지만 몸이 품고 있는 생명은 영원하다. 내가 태어난 날 생명은 내 몸과 함께 탄생했다.

생명은 언젠가 내 몸을 떠나겠지만 분명히 다시 태어날 것이다. 태아가 자궁세계를 떠나는 죽음을 통해 부모가 있는 세계에 아기로 태어났듯이, 나도 언젠가는 이 삶의 자궁을 떠나는 죽음을 맞이함으로써 생명의 부모가 있는 세계로 탄생을 마주할 것이다. 그래서 내 삶은 특별하다.

참나라는 존재 자체는 저 높은 푸른 하늘과 같다. 폭풍구름이 나를 가릴 때가 있겠지만 그 폭풍구름 위 하늘 자체는 변함없이 푸르다. 참나라는 존재 자체는 저 깊은 심해와 같다. 폭풍파도가 거세어 나를 산산이 조각낼 거 같지만 폭풍 아래 깊은 바다는 고요하다. 폭풍구름이 지나면 푸른 나는 더 선명하다. 폭풍파도가 지나면 고요한 나는 더 깊어진다. 내 안의 나. 내부세계에서 참나를 알아보는 것, 그것이 나다움이다. 그것이 내 삶이다. 외부세계와 그곳에서 여러 타이틀로 살아가는 나지만, 진짜 나로 내부의 나와 함께 하나 된다면, 폭풍이 무섭지 않다.

폭풍구름도 괜찮다. 외부를 보는 눈으로 사람들은 나의 푸른 하늘을 보지 못할 수도 있다. 하지만 나는 나의 푸른 하늘을 본다. 내부세계에서는 구름으로 가득한 하늘을 관통해 푸른 하늘을 볼 수 있다. 내부세계에서는 나에 대한 존중과 믿음의 눈으로 늘 푸른 하늘을 볼 수 있다. 오히려 흐린 구름은 나의 푸름을 더 확인해 줄 뿐이다. 그것 역시 내 삶에 지나가는 내 삶의 일부분인 것이다. 그것이 내 존재를 가리거나 삼킬 수 없다.

나는 누구인가? 생명을 가진 그 자체로 소중한 존재다. 구름과 파도의 작은 물방울들이 나의 잘못을 지적하고 나의 실수를 비웃어도 그건 그저 허공으로 사라질 표면적인 것일 뿐이다. 그 어떤 누구도 내 존재 자체를 판단할 수 없다. 이것을 받아들이는 것이 내 마음돌봄의 핵심이다.

'나' 되기 위해 매일 마음거인을 만나는 티타임 10분을 가져 보자. 카페도 좋다. 회사 창가도 좋다. 어디든 좋다. 내 마음거인의 소리를 내고, 그 소리에 귀를 기울여 보자. 내 마음이 힘들 때 마음거인과 대화해 보자. 분명 이렇게 이야기할 것이다. '너 지금 많이 속상하구나. 당연히 그럴 만해', '하지만 누구보다 난 너를 응원해', '너는 잘하고 있어', '그 어느 누구도, 그 어떤 것도 너의 본질을 흔들지는 못해', '고개를 들고 100초 천천히 숨 고르자', '넌 있는 모습 그 자체로 소중해'라고.

호흡과 명상을 통해 자기 삶을 품고 자존감을 높이는 데 도움을 주는 이 마음돌봄 처방 4번은 228쪽에 있는 몸돌봄 처방 4번 '뇌 디톡스'와 함께하면 더 좋다.

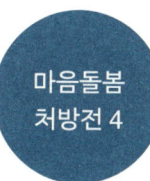

마음돌봄 처방전 4

처방내역	감정파도폭풍 속 참나로 고요하기	
순번	처방 실천 설명	행동
1	마음에 감정파도가 거셀 때 숨을 천천히 깊이 규칙적으로 쉰다.	최소 100초간 깊은 호흡
2	참나는 푸른 하늘과 같음을 기억한다.	명상, 묵상 10분
3	참나는 고요한 심해와 같음을 기억한다.	명상, 묵상 10분
4	생명을 품는 '나 자체로 소중한 존재다'라고 뇌에 되새긴다.	매일 3개월간
효능효과	불안과 초조함에서도 마음이 평안해지는 효과	

자기돌봄의학(Selfcare Medicine)

처방 5

과거돌봄,
존중으로 존재 회복

우리 삶 속 노르웨이의 숲

노르웨이에 살고 있는 프랑스 남성에게서 연락이 왔다. 마흔의 한국인 아내가 몸도 마음도 너무 아프다는 것이다. 노르웨이에서는 해결이 되지 않아 한국을 찾아올 예정이라고. 목과 어깨, 허리 통증이 심하고 목디스크도 좋지 않은 상황이라고.

하지만, 노르웨이에서는 수술을 권하지 않고, 주치의는 그저 쉼이 필요하다는 말만 일 년 넘게 하고 있다고. 3개월마다 반복되는 체크업과 선택적 진통제와 근육이완제, 항우울제 처방 솔루션에서 벗어나고 싶다고. 아내가 낫기만 한다면 수술이든 뭐든 다 해보고 싶다고. 숨 막히는 공황장애도 찾아와 그렇게 사랑했던 일도 손에 잡히지 않을 정도라고.

그러나 남편의 목소리에는 아내의 회복을 위한 긍정이 담겨 있었다. 휴직을 한 부부는 한국으로 왔다. 한국인 아내는 25년 만에 고국의 땅을 다시 밟았다.

부부가 손을 잡고 상담실 포근한 의자에 앉았다. 얼굴을 보고, 말할 때 표현 몇 가지만 들어도 왜 아프게 된 건지 짐작이 되었다. 어쩜 그녀도 본인이 왜 아픈지 어렴풋이 알고 있는 것 같았다. 이럴 땐 경험적 편향을 뒤로 물려 놓고, 있는 그대로의 그 '사람'을 객관적으로 보려 노력한다. 그 사람이 가진 '증상'을 보는 것이 아니라, 그 증상을 가진 '사람'을 보는 것으로 방향을 잡는다.

그런데 서류봉투 한가득 들고 온 모든 검사 결과지 안에 이 '사람'의 삶의 이야기는 없다. 표면적인 것들뿐이다. 부부가 한국 오기 전 노르웨이 주치의가 보내 준 모든 검사 자료들은 이미 다 확인해 봤다. 첨단 진단 기계가 걸러 내지 못하고, 수치로 나오지 않는 무언가를 찾아야 하는 단계였다.

그녀에게 마음의 날씨가 어떠냐고 물었다. 처음 들어 본 질문인 듯 그녀는 혼자서 '마음의 날씨'를 몇 번 중얼거렸다. 아프기 전까지는 뜨거운 여름 한낮 같았고, 아프고 난 뒤부터는 흐리고 우울한 노르웨이 겨울 날씨 같다고 했다.

통증을 가중시키는 요인이 있는지 물었다. 한참을 고민하더니 컴퓨터라고 했다. 최근 일 년 동안에는 꺼진 컴퓨터 화면만 봐도 몸이 굳어지고 손가락이 펴지지 않을 정도로 긴장이 된다고 했다.

그래서 집에 있는 컴퓨터 모니터와 노트북은 천으로 덮어 둔다고.

노르웨이에 있는 IT기업의 젊은 임원이었던 그녀는 일을 사랑했다고 한다. 그런데 어느 날부터 컴퓨터 앞에만 앉으면 숨쉬기 어렵고 몸의 통증이 시작되었다고 한다. 이런 현상은 10년 전부터 있었지만 그동안 약을 먹거나 쉬면 좋아져서 큰 불편은 없었다고 한다. 최근에 와서 갑자기 몸과 마음이 주체할 수 없을 정도로 되었다는 것이다.

노르웨이에서의 삶은 어떻게 시작되었는지 질문했다. 그녀는 크게 한숨을 쉬더니, 과거를 회상하듯 눈의 초점 없이 창가를 보며 그녀의 이야기를 풀어냈다.

그녀의 어머니는 싱글맘으로 서울의 한 미디어 회사에서 근무했다. 주한노르웨이 대사관과 프로젝트를 진행하는 과정에서 대사관측 업무를 담당하던 한 남자를 만났고, 그 남자가 곧 그녀의 새아빠가 되었다.

중학교 2학년, 눈 떠 보니 그녀는 노르웨이 수도 오슬로의 중학교 교실에 있었다. 반에서 유일한 외국인, 영어도 노르웨이어도 못하고, 토론수업 시간에는 창밖을 자주 쳐다보았다고 기억을 더듬었다. 다행히, 친절한 친구들 덕분에 언어도 금방 익혀 나가고 학교도 조금씩 적응했다. 새아빠도 친절하고, 엄마도 알뜰히 본인을 챙겨 주었다.

그러나 그녀는 느꼈다. 결국, 이곳에서 살아남는 데 누구도 도와

주지 못한다는 것을. 혼자서 살아 내야 한다는 것을. 그렇게 마음을 되새기며 잠을 줄이고, 공부에 매진해서 고등학교를 수석으로 졸업했다. 대학교도 좋은 성적으로 졸업하고, IT기업에 스카우트 제의를 받아 입사했다. 평소 하던 대로 했을 뿐인데 입사 후 빠르게 진급을 했고, 30대에는 여러 프로젝트의 리더를 맡았다. 마흔에 들어서며 회사의 중책을 맡고, 지금의 남편도 만나게 되었다.

그러나 노르웨이에 안정적으로 정착했다고 느낄 무렵부터 아프기 시작했다. 그녀는 운동도 하고 건강하게 챙겨 먹는데 왜 아픈지 모르겠다고 한다. 쉬라고 하는데, 쉬면 더 아프고 무기력해진다고 했다. 그 말은 듣는 남편은 안쓰럽게 쳐다보고 있었다.

질문을 이어 갔다. 열다섯 어린 나이에 타국에서 힘들지 않았냐고 물었다. 본인이 선택하지 않은 곳에서 외롭지 않았냐고 물었다. 답변을 하는 데 시간이 필요해 보였다. 잠깐 정적이 흘렀다. 다음 질문으로 넘어갔다. '스스로가 너무 좋다'에 100점, '스스로가 너무 싫다'에 0점. 자기에게 점수를 준다면 몇 점이냐고 물었다. 그녀는 30점이라고 대답했다. 왜 점수를 낮게 평가했는지 물었다. 그녀는 차분히 독백하듯 자기 이야기를 들려주었다. 무언가를 깊은 주머니에서 꺼내고 있는 것 같았다

그녀는 부모님이 헤어진 데 대해서 아픔은 없었다. 하지만, 어머니의 새로운 삶에 자기가 짐이 된 것 같았다. 그런 자기 존재가 싫었다. 새아빠는 친절했지만, 그 눈빛에는 사랑이 아닌 봉사에 가

까운 마음이 담겨 있었다. 새아빠와 외출해서 아빠의 친척이나 지인을 만나면 새아빠는 주변사람들에게 자기를 칭찬하곤 했다. 하지만 사람들은 자기가 아닌, 자기를 거두어 준 새아빠를 대단한 사람으로 바라보았다. 그녀는 그 시선들을 마주하는 것이 싫었다. 어쩜 자기만의 생각이었을지 모르겠다고도 했다.

자연스럽게 어린 나이에 빨리 독립을 하고 싶었다. 빨리 돈을 벌고 싶었다. 그래서 회사에 들어갔을 때 그녀는 기뻤다. 회사는 자기 삶의 중요한 부분이었다. 자기 집 같은 곳. 생존과 희망의 장소. 그래서 지난 15년 동안 밤새 일해도 행복했다. 회사가 힘들면 자기도 무너지는 것이라 느꼈다.

지금의 남편은 회사 부하 직원으로 만났다고 한다. 그때 그 부하 직원은 일도 잘 못하고, 성과는 없는데 휴가는 자주 가고, 삶에 긴장이 너무 없는 것 같아 불쌍해서 잘해 줬다고. 그 말을 듣는 남편은 웃으며 오히려 자기는 혼자서 밤늦게까지 일하는 아내가 측은해 잘 대해 주었다고 한다.

그녀는 회사에서 열심히 일해서 성과를 낼 때마다 만족감이 생겼다. 하지만 그것이 오래가지는 않았다고 한다. 칭찬은 자기가 아닌 자기 일에 대한 것임을 잘 알고 있었다. 어느 순간부터, 열정적인 부하 직원들의 모습이 자기 위치에 대한 위협으로 느껴지고, 선배 임원들의 조언은 부족한 자기를 거두어 준다는 듯한 느낌이 들어 거부감이 들기 시작했다. 이런 자기 모습이 실망이 되고, 예전만큼 체력이 뒷받침하지 못하는 것 같아 '나는 이제 끝'이라는 자괴감도 든다고 했다. 현대 의학의 아버지로 불리는 영국 윌리엄 오슬러경 William Osler 은 말했다.

"환자의 말을 들어 보세요. 환자가 진단을 알려 줍니다."

그녀의 몸과 마음의 아픔에는 노르웨이의 삶이 담겨 있었다.

마음의 긴장은 몸에 기록을 남긴다

그녀의 몸 상태를 체크해 보았다. 마음의 긴장은 몸에 밴다. 이 긴장은 눈으로 보이지 않는다. 하지만 오랜 긴장이 신경과 순환 그리고 정신에 미치는 영향은 상당하다. 긴장된 부분을 찾아서 이완해야 한다. 의료장비가 찾아내지 못하는 긴장들이 많다. 우리는 곧잘 '보이지 않으면 없다, 보이는 것만이 정확하다'라는 인식에 익숙하다 보니 이런 긴장들은 잘 살펴지지 않는다.

인간의 눈으로 확인 가능한 크기가 보통 100㎛, 즉 0.1mm 정도된다. 촉각은 시각보다 좀더 예민하다. 손에 있는 파치니소체 Pacinian Corpuscle 감각신경은 압력과 진동을 감지하는데 그 감각의 정도가 뛰어나 100㎛ 이하 작은 물체를 만져서 느낄 수 있다. 심지어 눈에 보이지 않는 스피커 앞의 소리 진동들도 감지한다. 어머니가 아이 손을 잡았을 때 평소와 다른 긴장을 알아차리듯이 말이다.

마음이 애를 쓸 때는 12개의 뇌신경도 애를 쓴다. 그녀의 뇌신경 중에서 5, 7, 12번이 관여하는 감정근육들이 굳어 있었다. 굳어진 얼굴근육, 경직된 턱근육, 돌같이 묵직하고 단단하게 수축된 좌우 4개의 목과 어깨 감정근육. 이런 긴장 상태이니 목과 척추가 눌리는 것은 당연하다. 이런 지속적 압력에 척추는 취약하다. 수분이 빠져나오고 디스크가 돌출되는 것은 시간 문제다.

마음으로 애를 쓰면 척추기둥 바로 옆에 놓여 있는 교감신경절도 예민해진다. 그 주변 근육이 더 굳어지고, 척추의 움직임이 둔탁해진다. 특히, 등척추에 붙어 있는 갈비뼈 12개도 호흡을 위한 움직임이 제한된다. 그녀의 숨은 얕았다. 그 갈비뼈 하단에 붙어 있는 횡경막 근육은 굳어 있었다. 횡경막의 뿌리는 허리척추에 강하게 붙어 있다. 횡경막의 긴장은 허리척추의 압박을 주고 움직임을 제한한다.

역시나 그녀의 허리척추도 굳어 있었다. 더군다나 그녀의 허리는 긴장된 목과 등이 받아 주어야 했을 무게까지 대신 다 받아 내고 있었다. 앉아 있는 시간이 많았기에 10kg이 넘는 머리 무게까지 허리척추가 다 받아야 했다. 당연히 그녀의 디스크는 그 무게를 지속적으로 견디기에는 취약해진 것이다.

또한 마음으로 애를 쓰면 근육과 척추디스크로 연결된 혈관도 수축된다. 산소와 영양공급도 줄고, 통증을 유도하는 대사물질의 배출도 어렵다. 근육은 약해지고, 디스크는 수분이 줄고, 조직 구석구석 통증유도 물질은 쌓이는 것이다.

이 상태에서 그녀에게 통증을 줄여 주는 약물이나 눈에 보이는 디스크를 제거하는 수술접근을 우선으로 두어서는 안 되었다. 이러한 접근은 임시처방에 불과하다. 임시처방만 거듭하다 보면 시간이 지날수록 상태는 더 악화될 것이다. 이 접근법이 무조건 나쁜 것이 아니라, 언젠가 응급 상황이 왔을 때 대처할 수 있는 또 하나의 수단으로 두면 된다.

근본적으로 순차적으로 바꾸어 나가야 했다. 그녀의 몸에 밴 삶의 무게와 긴장을 풀어내야 했다. 이건 최소침습디스크 제거술이나, 스테로이드와 근육이완제로 녹여 낼 만한 수준이 아니었다. 표면적 문제 너머의 처치가 필요했다. 노르웨이 주치의도 비슷한 판단을 했지만 어떻게 하면 좋을지 방법을 몰랐던 것이다.

나는 그녀가 스스로 자기돌봄을 할 수 있도록 알려 주었다. 뇌신경이 지나는 길목마다 놓인 긴장을 손으로 일일이 이완시키는 방법을 알려 주었다. 감정근육이라 불리는 뇌신경이 관여하는 근육들도 직접 어루만지도록 해 주었다.^{마음돌봄 처방 8, 9} 척추디스크를 보다 건강하게 회복하는 방법과 항진된 교감신경을 안정시켜 주는 자기돌봄 방법을 알려 주었다.^{몸돌봄 방법 3, 7} 안타까웠다. 얼마나 긴장하며 살아왔길래 근육이 어쩜 이렇게까지 힘이 들어가 있고 굳어졌는지…….

몸이 편안해지면 마음도 편안해진다. 심리학자도 뇌과학자도 전 세계적으로 연구를 통해 공통으로 입을 모으는 것이 몸에 대한 것이다. 몸에 밴 마음의 긴장을 몸을 통해 이완해야 함을 강조하고 있다. 그녀는 이 책에서 제시하고 있는 다른 자기돌봄 처방들을 하나씩 실천해 나갔다. 그녀의 마음을 품은 몸이 이완될수록 그녀의 숨이 깊고 편안해지고, 그녀의 굳은 얼굴에 미소가 나타났다.

노르웨이의 삶은 그녀에게 분명 스트레스가 되었다. 그러나 그 스트레스에 긍정으로 반응한다면 우리에게 유익한 DHEA 호르몬 작용을 유도하고, 보다 건강해질 수 있다고 알려 주었다.^{마음돌봄 처방2} 부부는 이를 이해했고 기뻐했다. 노르웨이에서 마주할 스트레스를 긍정으로 마주하기 위해 몸의 자세가 중요함을 설명했다. 뇌는 몸의 자세와 긴장을 보고 마음을 읽고 추론해서 판단한다는 것도 말해 주었다. 그리고 매일 마음 리셋을 위한 몸자세 100초를 자주 실천하자 조언했다. 부부는 그렇게 하기로 다짐했다.

몸에서 얻은 실마리로 마음을 돌본다

내가 그녀에게 제시한 처방은 다음과 같다. 먼저 내가 쓰지 않은 내 삶의 행동지침서에 얽매이지 말자고 설명했다.^{마음돌봄 처방 1} 더 이상 뇌 속의 쓴뿌리 시냅스가 아니라, 내가 직접 조직해 낸, 새로운 내 삶의 인생 관념을 만들고, 그 생각을 반복함으로 새로운 시냅스를 만들고 이를 강화하자. 내 안의 마음거인을 만나는 시간을 가짐으로써 '원래의 나'로 살아가자고 덧붙였다.^{마음돌봄 처방 4}

열다섯 소녀였던 나에게로 돌아가 얼마나 힘들었을지 이해해 주고, 칭찬해 주고, 용기를 주자고 했다. 나 자체, 나의 있는 그대로가 소중한 존재임을 상기하고, 깊은 곳에서 들려오는 마음거인의 소리를 들어 보자고 했다. 마음거인과 날마다 티타임 10분을 가지기로 했다. 파도와 구름이 아니라 심해의 깊은 잔잔함과 높은 하늘의 푸르름을 먼저 떠올려 보는 관점을 가지자고 했다.

추상적이지만 이것이 의미하는 바를 그녀는 이해하고 있었다. 마음거인은 먼저 평안함을 건네주고, 두려움을 마주할 용기를 준다. 그리고 두려움을 일으킨 것이 얼마나 작은 것이었는지를 보게 해 준다. 그녀는 노르웨이의 삶을 재해석하고, 새로운 기준을 만들고, 자기 삶의 행동지침를 스스로 써내려 가기 시작했다.

내 생각과 판단을 글로 기록하는 것은 나의 뇌에 기록을 남기는 것과 같다. 뉴런들이 새로운 시냅스로 새겨 넣는 것과 같다. 먼저 다룰 것은 과거에 대한 기록이다. 과거에 대한 정리부터 시작했다.

먼저, 내가 노르웨이로 가게 된 것, 일하는 동안 내내 아팠던 것에 대해 기록한다. 과거에 겪은 그 어떤 것에도 나의 잘못은 없다. 나쁜 것도 아니다. 그 정리된 내용을 손수 써 본다. 오히려 '어린 나이에 내가 얼마나 힘들었을까' 하는 나에 대한 공감도 기록한다. 노르웨이에서의 과거 삶의 숲으로 다시 돌아가 보는 것이다.

물론 과거로 떠나기 전, 먼저 과거를 정리정돈하는 방법을 알고 가면 좋을 것이다. 뇌는 '스트레스'라고 여겨지는 것에 반응한다.

내 앞에 놓인 사람과 상황을 예의주시한다. 이것이 나에게 위협이 되는가? 그리고 뇌는 빠르게 내 몸을 살펴본다. 긴장을 하고 있는가? 심장박동이 빨라지고 숨 쉬는 패턴이 빨라지나? 근육과 피부의 긴장과 소장과 대장의 수축이 일어났나? 몸의 변화를 감지한 뇌는 두려운 감정을 유도한다. 상황에 따라 걱정, 우울, 분노, 불안 등의 감정도 동반된다.

뇌는 기억저장소인 해마를 들여다보며 무의식 세계 속 상황도 예의주시한다. 그래서 과거 회상만으로도 당시의 감정 상태를 이끌어 낼 수 있다. 그리고 그 감정과 함께 동반되었던 몸의 긴장도 재현해 낸다. 또한, 현실에서 과거 나에게 어려움을 주었던 사람과 비슷한 사람을 마주하거나 그런 비슷한 상황 앞에 놓이면 뇌의 편도체는 경계경보를 발령한다. 아무런 이유 없이 또는 사소해 보이는 상황들과 말에 문득 화가 나기도 한다. 마음이 편하지 않고 감정적으로 해결되지 못한 나의 기억 속 과거의 상황이 현실에서 표현되는 것이다. 특히, 후회와 실수 그리고 자책들이 그러하다.

과거의 축적들에 기반하여 지금의 삶이 진행되고 있다. 실수를 통해 배웠고 성장했다. 힘들었지만 특별했던 상황들에서 우리의 능력이 끌어올려졌던 경우도 많다. 지난 모든 시간들은 그래서 당연히 소중하다. 하지만, 나도 모르게 나의 감정을 지배하는 과거가 있다. 이것들이 지금의 내 마음에 불현듯 허무함과 공허함의 공간을 만들어 낸다. 그리고 그 속에 외로움과 쓸쓸함을 채워 넣는다. 경우에 따라 이유 없이 우울하고 불안해진다. 그래서 화가 쉽게 일어나기도 한다. 어떻게 해야 할까?

앞을 향해 바쁘게 아플 만큼 수고로 살아온 나. 이 아픔을 통해 잠시 멈춰 서게 되는 것은 인생 기회다. 미처 정리하지 못한, 아직 정돈되지 않은 과거의 기억들이 현재의 아픔에 관여를 하기 때문이다. 그러니 이 아픔은 나를 지켜 주고 더 건강하게 해 주는 신호이다. 지나온 삶을 뒤돌아보는 것. 이것 자체가 최고의 정리정돈이 될 수 있다.

조건이 있다. 존중 respect 이다. 영문 'respect'는 라틴어로 '뒤'를 뜻하는 're'와 '바라보다'를 뜻하는 'specere'를 합친 말이다. 존중이라는 말 자체가 지나온 삶을 뒤돌아본다는 뜻인 셈이다. 지나온 내 삶을 바라보는 것에는 존중하는 마음을 가져야 한다. 성장한 지금의 나의 모습으로 과거를 다시 바라보는 것이다. 존중을 담아서!

스스로를 존중할 의무가 있지만 스스로를 판단할 권리는 없다. 과거 실수라고 여겼던 상황들을 떠올려 보자. 여전히 후회되는 순간들을 뒤돌아보자. 하지만 존중해야 한다. 실수가 있었지만, 그 당시로서는 그 선택이 최선이었을 것이다. 후회가 되지만 더 잘해 보고 싶었고, 더 잘 해내야 했던 나였을 것이다. 다시 돌아가도 아직 성숙해 가는 과정의 나에게는 또다시 반복될 상황인지도 모른다. 그러니 존중으로 과거를 마주해 보자.

자기 잘못을 합리화하라는 것이 아니다. 나의 모난 부분까지도 존중으로 바라봐 주라는 것이다. 내가 할 일은, 옳고 그름을 판단하는 것이 아니라 나의 어떤 모습이든 존중으로 바라봐 주는 것이다. 그리고, 그때보다 훨씬 성장하고 성숙한 지금의 나로서 과거의 나에게 한마디 건네주자.

"존중으로. 너의 선택은 언제나 최선이었다. 지금까지 이 삶을 계속 이어 오느라 수고했다."

그때 마음이 얼마나 불편했을지, 아팠을지, 불안했을지, 외로웠을지. 과거의 그 상황과 그 사람 앞에 있던 나를 따뜻하게 바라봐 주고 진심으로 안아 줘 보자. 존중하는 마음을 가득 담은 채로.

정리정돈된 과거는 새로운 기억으로 전환되어 더는 무의식적으로 마음을 힘들게 하지 않을 것이다. 사람과 상황이 바뀐 것이 아니라 나의 기억이 새로워지고, 내 마음의 시선이 변화된 것이다. 자극되었던 교감신경의 작용도 줄어들고 몸과 마음의 민감한 반응으로 인해 유도되었던 다양한 질환도 호전될 것이다.

Doing과 Being

자기를 존중하는 마음이 과거를 정리정돈하는 방법이다. 나의 존재가치는 과거 무엇을 했던 것과 지금 무언가를 하는 것Doing에 뿌리를 두지 않는다. 내가 존재하는 그 자체Being에 내 가치의 뿌리가 깊이 내려져 있다. 그래서 무엇을 했든, 무엇을 하고 있든 나로서 소중하다. 존재 자체가 소중한 것이다.

현대 자본주의 시대에서는 무언가를 이루는 것, 이에 따른 돈을 소유하는 것이 주요 가치기준으로 자리 잡고 있다. 그러나 모든 세대를 관통하여 '참 성공'은 스스로를 얼마나 존중하는가일 것이다. 한 번 주어진 이 땅에서의 삶이, 매일 성숙하고 성장하도록 사랑하고 존중해 주는 삶이 가장 가치로운 삶이 되는 것이다. 수고하고 찾아온 아픔을 통해, 진정한 삶의 성공을 이룰 기회가 왔다. 존중으로 과거를 뒤돌아보는 것, 스스로의 모습에 가치를 매겨 주는 것, Being. 내가 존중으로 바라보는 과거를 통해 지금에 존재하는 것이 성공이다.

어느 서점 과학서적 코너에서 눈에 들어온 책이 하나 있었다. 하버드의대에서 뇌수술을 하는 의사이자, 뇌신경과학계 권위자인 이븐 알렉산더Eben Alexander는 한때 뇌사상태에 빠진 적이 있다.[49] 생존율은 단 10%였다. 생사를 다투는 환자를 돌봐 주던 그 중환자실에서 자기가 입원을 하고 죽음을 마주하게 된 것이다. 다행히 그는 뇌사상태에서 극적으로 회복한다.

무교였던 이 뇌의학자는 그때부터 천국을 다녀왔다는 이야기를 꺼내게 된다. 그는 자기가 보고 느낀 것이 뇌의 착각이 아니라 실제 경험하고 뇌가 기억하는 것이라고 힘주어 강조했다. 책에는 자기 경험을 여러 뇌과학 용어로 설명하고 있었다.

책에서 한참 페이지를 넘기지 않고 생각에 잠기게 된 부분이 있다. 알렉산더가 천국에서 신을 마주한 내용이다. '따뜻했던' 신이 그에게 세 가지 메시지를 전해 준다. 그 메시지는 귀로 들린 것이 아니라 자신의 온몸과 마음을 관통해 들렸다고 표현했다. 그 메시지는 자기만이 아니라 모두에게 해당된다고 전했다. 그 세 가지 메시지는 다음과 같다.

"너는 오랫동안 나의 사랑을 받아 왔고 앞으로도 영원히 그럴 것이다."

"네가 두려워할 것은 아무것도 없다."

"네가 잘못한 것은 아무것도 없다."

사람이 만들어 낸 신과, 사람을 만든 '참 신'은 다르다고 느껴지는 대목이었다. 알렉산더가 마주한 신의 모습은 우리 잘못을 지적하고 우리를 두렵게 만들어 불편하게 하는 모습이 아니었다. 신의 시선은 쌓아 올린 공덕의 두께에 따라 계명을 지키는 열심에 따라 더 주어지는 것이 아니었다. 어디에든, 어느 누구에게든 모두에게 동일하게 햇빛을 선사하듯 우리 존재 자체를 소중하게 바라봐 주는 그런 모습이다. 참 신은 과거와 현재, 미래까지 존중으로 바라봐 준다.

참 신은 우리 모두가 두려움과 자책에서 벗어나 자기를 존중하며 살기를 바라는 것 같다. 자기존중은 삶을 바라보는 관점을 바꾸고 어떤 상황에서도 자기 삶의 의미를 만들어 내는 힘을 줄 것이다. 이 관점으로 살아가는 곳이 바로 천국이 아닐까. 이 관점으로 지금 여기서 살아가고 있다면, 지금 여기가 바로 천국일 것이다.

뇌과학에서는 두려움, 우울, 불안, 분노 같은 부정적 감정은 감정의 영역으로 규정하지만, 행복, 감사, 만족, 즐거움 같은 긍정적 감정은 이성의 영역으로 규정한다.[50] 이 긍정적 마음들은 '저절로 생기는 것'이 아니라 '의식적으로 생각하는 것'이라고 본다. 조건이 아니라 선택이라는 뜻이다. 비록, 힘든 상황에 놓였으나 그 속에서도 감사와 행복을 길러 내는 힘이 바로 이성이라는 것이다.

이 힘은 어디에서 시작될까. 역시 존중이다. 자기를 존중하는 마음에 기반한 자기평가는 부정적인 감정의 영역보다 이성적 판단과 결정을 하는 뇌의 영역을 더욱 활성화시키는 것으로 관찰되었다.[51] 이 마음의 생각은 뇌의 시냅스로 기억되어 강화될 수 있다. 나를 얽매이게 하는 과거 생각의 길에서 벗어나 내가 선택한 내 삶의 길로 갈 수 있음을 말해 준다. 나를 존중하자. 지나온 내 삶을 존중하자. 그 삶 속에 존재해 온 나 자체를 존중하자.

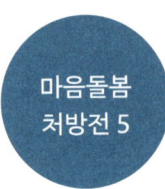

마음돌봄
처방전 5

처방내역	'존중'으로 과거돌봄	
순번	처방 실천 설명	행동
1	편한 곳에서 편안하게 앉아 지나온 과거를 존중으로 돌아본다.	회상
2	다양한 상황 속 과거의 나에게, 지금의 내가 해 주고 싶은 말이 있다면 무엇일까? 그 말을 존중으로 건넨다.	자기와의 대화
3	과거의 나에게 꼭 듣고 싶은 말 한마디가 있다면 무엇인가? 그 말을 스스로에게 진심으로 해 준다.	자기와의 대화
4	과거 존중문을 작성해 본다 • 그때 그렇게 한 건 너로서는 최선이었어. • 그때 홀로 그 길에 있었구나. • 그때 그건 네 잘못이 아니야. • 그때 그렇게 견뎌 주어서 고마워.	인생노트에 과거 존중문 쓰기
효능효과	• 과거 부정적 기억으로 생겼던 자율신경 불안정 완화 • 얽매인 과거에서 자유롭고 평안한 마음 • 과거로 인한 무의식적인 긴장 완화 • 과거 긍정 해석으로 의식적 긍정 강화	

자기돌봄의학(Selfcare Medicine)

처방 6

현재돌봄, 감사로
건강파랑새 재발견

권태감이 밀려와 무기력하고 설렘이 줄어드는 이유

　아프도록 수고한 자신의 열정에 꾸준히 불을 지펴 준 것은 무엇이었을까? 여러 배경적인 상황이 있겠지만 그래도 매일 마주하는 일에 대한 설렘이 있었을 것이다. 수고로 원하는 것들을 이루었지만 아프고 난 뒤에, 사람들이 종종 하는 표현이, 더 이상 매일의 설렘이 없다는 것이다. 오히려 마음 한 켠 권태감이라는 공간이 생기고, 허무함이 그 공간을 채우고, 스스로는 무기력하게 있는 느낌을 받는다. 익숙함으로 매일 현재의 삶을 살아 내고 있는 것이다.

　이 권태감과 무기력이 몸에게는 분명한 이점이 있다. 바로 부교감신경이 몸의 회복을 위해 일할 수 있는 기회가 된다는 것이다. 심장이 지속가능한 이유 중 하나가 수축과 이완의 비율이 동일하기 때문이다. 우리 몸도 마음도 그래야만 한다. 그래야 오래간다. 하지만 수고로 삶을 수축한 만큼, 쉼으로 삶을 이완할 시간은 부족했을 것이다.

부교감신경은 몸과 마음에 쉼과 이완을 유도해 건강을 회복시킨다.[52] 혈관을 확장시켜 몸속 100조 개의 세포에 산소를 공급해 준다. 림프관도 확장해 그동안의 긴장으로 축적된 찌꺼기 단백질들을 뇌에서부터 근육과 장기조직으로부터 제거해 낸다.[53] 몸과 마음의 긴장을 유지하기 위해 과도하게 분비된 호르몬을 안정시킨다. 부교감신경은 몸을 순환시키고 세포의 가장 안쪽 핵 속에 있는 생명연장 꽃이라 불리는 텔로미어Telomere까지 회복시켜 낸다.[54]

권태감과 무기력으로 몸의 활동이 줄어들고, 일에서 몸과 마음이 잠시 벗어나는 이 기간이 부교감신경에게는 절실했던 시간이다. 그래서 수고 후 찾아온 아픔은 오히려 기회인 것이다. 이 아픔 없이 50대, 60대로 접어든다면 아마 그 과정에서 다시 일어나지 못할 정도로 쓰러지게 될지도 모른다.

기적의 일상화

우주와 시공간의 세계를 이론으로 만들어 낸 아인슈타인은 매일을 살아가는 데 두 가지 방법이 있다고 했다. 하나는 아무것도 기적이 아닌 것처럼 살아가는 것이고, 다른 하나는 모든 것이 기적이라 여기고 살아가는 것이다. 그것은 아마 이 우주 속 우리가 속한 태양계에서 지구 생명이 살아 숨 쉬도록 배열된 원리를 고민한 학자의 삶의 관점이 묻어난 표현이었으리라.

그러고 보면, 보이지 않는 기적들이 모여 우리의 평범해 보이는 하루가 만들어지고 있다. 산소가 지구 밖으로 날아가지 않도록 잡아 주는 완벽한 지구중력. 인간이 살아갈 수 있는 최적의 온도를 가능하게 해 주는 태양과 지구 사이의 완벽한 거리와 공전. 지구 표면 면적의 3분의 2 이상을 덮고 있는 바다에, 호흡하듯 밀물과 썰물의 흐름과 파도를 일으켜 주는 달과의 관계. 눈에 보이지 않지만 지구를 에워싸고 태양에서 날아오는 막대한 방사능을 막아 주는 지구자기장……. 이런 질서들이 어느 한 곳 틀어지지 않고 유지되는 것은 기적과도 같다.

또 우리의 일상과는 전혀 상관이 없을 것 같지만 목성이 우리를 안전하게 지켜 주는 엄청난 수호자 노릇을 하고 있다. 목성은 지구보다 1,400배 큰 행성으로, 온몸으로 지구를 지켜 주고 있다. 외부 태양계에서 지구로 날아오는 소행성이 대부분 목성에 먼저 부딪히기 때문이다. 만약 목성이 없었다면 소행성들이 이미 지구에 충돌해 우린 지금의 삶을 누리지 못하고 있었을 것이다.

1994년 미국항공우주국NASA, National Aeronautics and Space Administration의 목성 탐사선 갈릴레오 호는 슈메이커-레비9 혜성과 목성이 충돌

한 사실을 관측했다. 이 혜성은 목성으로 돌진하는 과정에서 21조각으로 조각났다. 목성에 남긴 혜성의 상처 자국이 지구만 하다. 이 수많은 혜성들을 목성이 끌어당겨 막아 주지 않는다면, 지구 위 인류사는 지속가능하지 못한다. 이런 기적적인 보살핌 안에서 살고 있으니, 지구에 살아가는 어느 생명 하나 귀하지 않은 것이 없다.

현재에 행복을 주는 건강 습관, 감사

일이든, 사람이든 익숙하게 바라보면 그 소중한 면이 보이지 않게 된다. 성공과 그 성과도 익숙함으로 마주하면 평범하게 보인다. 그리고 쉽게 그 소중함을 잊어버림으로써 진짜로 잃어버린다. 삶은 잃고 나서야 다시 그 소중함을 깨닫는 과정의 반복인 듯하다. 권태감으로 무기력이 찾아올 때 몸에게는 쉼의 기회가 분명하다. 하지만, 마음은 무너지지 않도록 해야 한다.

아픈 일상에서 소중함을 잃지 않고 누릴 수 있는 방법은 무엇일까? 감사이다. 감사는 강력하다. 감사는 뇌를 바꾼다. 감사하는 뇌는 생각과 행동을 변화시킨다. 매일 마주하는 일상의 현실에서 의미를 발견하게 해 준다. 권태로운 삶에서는 행복으로 이끄는 잔잔한 생각의 물결을 일으키고, 스트레스가 넘실댈 때는 그 파도를 잠재우는 강력함이 있다. 스트레스 되는 상황 자체가 없어지는 것이 아니라 그것을 마주하는 태도와 관점이 변화한다는 의미다.

감사를 뜻하는 영어 '쌩크thank'의 뿌리는 고대어 '판치안pancian'이다. 이 단어의 시작인 '판크panc'는 '생각하다'라는 뜻의 '씽크think'의 어원이다. 이는 뇌과학적으로도 일치한다. 감사는 무언가를 가지거나, 이루어야만 나에게 주어지는 조건적이고 수동적 결과물이 아니다. 어떤 상황에서도 내가 생각해서 의식적으로 빚어내는 능동적 산물이다.

진정으로 행복한 삶에는 감사가 있고, 또 감사가 행복을 이루어 낸다. 감사로 내내 행복해진다면 감사는 삶 그 자체이다. 행복은 내가 만들어 내는 것이다. 내가 생각해서 판단하고 결정하는 영역이다. 가짜 행복은 '조건'이 충족되면 잠깐 찾아오고, 금세 사라진다. 진정한 행복은 '그럼에도 감사하다'라고 생각할 수 있는 용기와 그 생각에서 완성된다. 잃어지지 않고, 지속적이다.

평범한 일상에서 감사를 길러 내는 습관이 뇌를 변화시키는 것으로 확인되었다. 뇌의 가장 앞자리에 놓여 있고, 최선의 선택과 판단을 하는 마음 최고경영자 CEO는 전두엽일 것이다. 감사는 뇌하수체에서 행복유도 옥시토신Oxytocin과 세로토닌Serotonin을 방출하게 하고, 이 호르몬은 전두엽을 춤추게 해 준다. 전두엽의 신경네트워크들을 활성화시켜 준다는 말이다.

이는 통찰력과 판단력, 이성에 기반한 결정력에 관여한다. 그래서 내 앞에 놓인 여러 상황 앞에서 올바른 길로 가도록 경영해 준다. 행복을 선택하고 결정하는 신경망이 활동하는 곳이 바로 전두엽이다.[55,56] 꾸준히 감사 노트를 작성하고, 매일 감사하는 마음을 품는 습관을 가진 사람들의 뇌에서 이 신경망의 활성화가 관찰된다. 뿐만 아니라 이 신경망이 강화되는 뇌의 변화도 관찰이 되었다. 감사하려는 노력이 뇌를 바꿀 수 있다는 것이다.

행복한 사람들의 특징이 감사하는 삶이라고 한다. 감사하면 행복을 결정하는 뇌를 가지는 것이다. 누군가에 비춰진 행복이 아니라 내가 느끼는 행복을 빚어낸다는 의미다.

감사는 그 어떤 약보다 강력하다. 강심장은 감사와 관계 깊다. 국제 정신생리학 저널 International Journal of Psychophysiology에 발표된 연구를 보면 일상에서 감사하는 마음의 습관을 가진 이들이 스트레스 상황에서 심장의 고혈압반응이 더 낮고, 스트레스 회복력이 더 높은 것이 관찰되었다.[57] 감사는 심장질환의 위험을 낮추고, 부교감신경의 활성도를 높여 심장의 안정을 유도하고, 염증 발생률과 수치를 줄여 준다.[58]

건강을 주는 파랑새, 감사

이전 처방 마음돌봄 처방 2, 3에서 우리는 스트레스에서 건강을 추출하는 긍정의 마음을 배웠다. 그 긍정의 마음을 돕는 몸의 자세를 배웠다. 여기에 감사의 처방을 더하게 되면 건강지속력은 매일 최적으로 발휘될 것이다. 감정폭풍에서도 고요히 자기돌봄을 이뤄 주는 처방전 마음돌봄 처방 4처럼, 한 발짝 뒤로 물러나서 나를 바라보면 감사할 것이 찾아진다. 고요한 심해에서 파도를 바라보듯, 높고 푸른 하늘에서 흐린 구름을 바라보듯 말이다. 파도로 인해 산소가 삶에 유입되고, 흐린 구름으로 인해 비가 마르지 않게 되는 것에 감사할 수 있을 것이다.

인류 최초로 우주인이 된 옛 소련의 유리 가가린은 지구를 벗어나서 발견한 것이 있었다. 그것은 푸른 지구였다. 지구를 벗어나 우주로 나아가 칠흑 같은 어둠 속에서 환히 빛나는 지구를 재발견한 것이다. 지구에서 4,200km 떨어진 영하 270℃의 우주에서 108분.

다시 지구로 돌아오기 위해 우주선을 지구 대기권에 진입시키고, 고도 8km에서 탈출 버튼을 눌러 좌석을 하늘로 탈출해 낙하산을 펼쳤다. 지구의 중력이 그를 품었다. 지구의 중력이 잡아 둔 산소를 마시며 지구의 온기를 느끼며 땅으로 무사 착륙했다.

냉전시대 미국과 소련의 미사일 군비경쟁에서 파생된 우주선 보스토크 1호. 그것에 몸을 싣고 인류 최초로 먼 우주에 도착한 그가 지구를 향해 내놓은 첫마디는 경쟁자 미국을 견제하는 메시지가 아니었다. 지구였다. 지구가 푸른빛의 테두리에 둘러싸여 있다는 평범한 말이었다.

다시 돌아온 지구는 변한 것이 없다. 하지만 지구를 바라보는 관점이 달라졌다. 이후 국제우주정거장 공동 건설과 국경 없이 인류 전체를 위한 공동연구도 이뤄지고 있다.

행복을 상징하는 파랑새를 찾아 나서는 여행. 긴 여정에서 돌아왔을 때, 비로소 행복이 멀지 않은 곳, 바로 오늘 이 현실에서 찾을 수 있음을 《파랑새》라는 동화는 이야기해 준다. 그 파랑새를 발견하는 방법은 바로 감사라고 이야기하는 것 같다. 건강파랑새도 멀지 않다. 동화 《어린 왕자》의 글귀처럼 가장 중요한 것은 눈에 보이지 않는다. 오로지 마음으로 보아야 잘 보인다.

바쁘게 살아온 지난 길에서 충분히 감사하지 못하고 지나온 것들을 감사하자. 오늘 당연한 듯 내 곁에 있는 것들에서 감사를 찾아내 보자. 감사를 생각하자. 행복을 직접 만들어 보자.

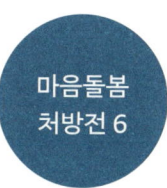

마음돌봄 처방전 6

처방 내역		'감사'로 현재돌봄
순번	처방 실천 설명	행동
1	감사함을 기록할 '감사노트' 한 권을 준비한다. 마음 리모델링 인생노트(마음돌봄 처방전1)에 함께 기록해도 좋다. 노트를 보관할 특별 상자도 구매한다.	'감사노트' 마련
2	어린 시절을 생각하면서 그때 감사한 것들을 적어 본다. 10년 단위로 걸어온 삶의 여정 중 감사한 것들을 적어 본다.	내 삶의 감사 100가지 선정
3	마음속으로 감사할 것들을 떠올리고 기록한다. • 오늘 하루 최고의 감사를 선정해 본다. 기록한다. • 이번 주 최고의 감사를 선정해 본다. 기록한다. • 이번 달 최고의 감사를 선정해 본다. 기록한다. 자기만의 방식으로 자유롭게 기록한다.	감사노트 평생 소장
효능 효과	• 공허하고 무기력한 권태감에서 회복 • 평범한 일상에서 감사의 일상으로 전환 • 뇌에 있어 마음경영의 CEO인 전두엽 활성화로 '행복선택력' 향상	

자기돌봄의학(Selfcare Medicine)

처방 7

미래돌봄, 용서로 자유 선언

나를 용서할 수 없다

한번은 어느 병원 원장님이 찾아와 함께 일하는 간호사를 살펴봐 줄 수 있는지 물었다. 그 간호사는 진통제를 먹어도 통증이 사라지지 않고, 신경안정제를 복용해도 마음이 안정이 되지 않는다고 했다. 원래 이 간호사는 병원에서 가장 밝은 얼굴로 환자를 대하며 지금의 병원 이미지를 만들었고, 모든 원장님들에게 긍정의 에너지를 전해 주는 분이었다고 한다.

하지만 최근 반년 동안 조금씩 웃음을 잃어 가더니, 심장을 조이는 통증이 찾아와 벌써 여러 차례 정밀검사도 받았다고 했다. 두통과 어깨통증 그리고 수면장애와 공황장애로 컨디션이 좋지 않고, 일 년 사이 사람의 얼굴이 완전히 달라졌다고 한다.

다음 날, 일찍 퇴근하고 진료실로 온 간호사 선생님을 만났다. 선생님의 증상들은 원장님이 미리 설명해 주었고, 이미 병원에서 잘 진단되어 병명도 나왔고 증상 완화를 위한 약을 처방받아 복용 중이었다. 그동안 증상이 호전되긴 했지만 그 이상은 나아지지 않는다 하니, 이제는 보다 근본적으로 이 증상들의 원인을 알아야 할 단계였다.

그러자면 증상을 지닌 '사람'을 알아야 했다. 선생님의 주관적인 정보를 객관화하기 위한 돌봄컨설팅을 시작했다. 이런 케어는 시간이 상당히 소요되기 때문에 현대적 의료 환경에서는 적용하기 어렵고, 너무 이상적인 진료로 여겨지고 있다. 하지만 한 생명을 살리기 위해 꼭 필요한 과정이다.

한 시간 넘게 대화를 주고받다 보니 시간적 편차가 있지만, 퍼즐 조각처럼 흩어져 있던 모든 증상들의 출발이 1년 전 한 시점으로 모아져 갔다. 그때 무슨 일이 있었는지 물었다. 아빠가 급성 심근경색으로 돌아가셨다고 한다. 그 이후로 심장이 아프고 두근거리고 빈맥도 찾아왔다고 한다. 정밀검사 결과 특이점은 없었다고 했다. 그리고 스쳐 지나가듯, 하지만 분명히 들릴 정도로 나지막이 이야기했다. 아빠가 돌아가신 것은 자기 때문이라고. 자기가 아빠를 너무 미워했고, 원망했기 때문이라고.

"왜 그렇게 생각하세요?"라는 질문으로 선생님 마음에 연결하는 다리를 놓았다. 초등학교 때 부모님이 이혼한 뒤로 선생님은 아빠를 일 년에 한두 번 만났다. 지방에서 어머니와 살다가 대학교를 서울에 오면서 아빠와 함께 살게 되었다. 이때부터 그동안 자기 졸업식에 오지 않았던 아빠에게 자주 소리 지르며 원망했다. 사춘기 소녀처럼 아빠를 대하고 그동안의 아픔을 털어놓듯이 화를 냈다. 아빠는 보통 그저 듣기만 하고, 한번씩 선생님이 과하게 소리를 지를 때는 거기까지만 하라고 조용히 나무라셨다.

선생님은 대학을 졸업하고 간호사가 되어 병원에 근무하면서 독립했다. 그 뒤에도 아빠를 가끔 만났지만, 아빠에 대한 미움이 좀처럼 사라지지 않았다. 아빠의 여윈 모습을 보면 왜인지 더 속상한 마음이 들었다. 병원에서처럼 남들에게 대하듯이 밝은 미소로 아빠를 대한 적이 한 번도 없었다.

그러다 1년 전 아빠가 갑자기 세상을 떠나셨다. 유품으로 남겨진 아빠의 지갑 속에는 어린 시절의 자기 사진이 들어 있었다. 그 이후 아빠에게 따뜻한 말 한마디 못해 준 자신이 미웠다. 죄책감이 밀려들었다. 자기를 용서할 수 없었다. 병원에서는 아빠와 같은 나이대의 환자분들이 오면 '아버님, 오늘 기분이 어떠세요?'라며 친절히 응대했는데, 그런 자기 모습이 싫어졌다. 죄책감 때문에 아빠의 심근경색 증상이 자기에게도 나타나는 것 같다.

눈물을 흘리는 선생님에게 닦을 것을 들려 주며 한마디 건넸다. 나 역시 딸을 키우는 아빠의 입장에서, 아빠의 죽음과 선생님과는 아무 상관관계가 없다고 말해 주었다. 오히려 아빠는 딸에게 미안했을 것이고, 오히려 소리 질러 주어서 고마워했을 거라고. 아빠는 딸이 간호사가 되어 누군가를 돕는 모습을 보며 대견해했을 거라고 말해 주었다.

아빠는 건강을 잘 못 챙기셔서 아쉽게 생을 짧게 마감하신 것뿐이라고. 대신, 아빠의 못다 한 그 생을 이어받아 선생님이 더 건강하게 아빠의 몫까지 살아 내시길 부탁드렸다. 그것이 아빠에 대한 사랑의 표현이고, 아빠가 가장 기뻐하실 거라고. 그리고 아빠들은 딸들이 소리 지르면 가끔 귀엽게 보기도 한다고 했더니 선생님이 처음으로 웃었다.

본인을 용서하라고 했다. 미움이 수명을 단축하고 세포를 빠르게 노화시킨다는 연구와, 용서가 수명연장에 관여하는 텔로미어 효소 분비촉진을 유도하는 연구를 설명해 주었다.[59-61] 과거를 뒤돌아보고 힘들고 위로받고 싶었을 나를 공감해 주고 존중하면 좋겠다고 했다.

그러고는 지금 감사할 것들을 적어 보라고 했다. 본인을 사랑할 용기를 가져 보라고 했다. 그리고 마음의 긴장이 밴 몸을 돌보는 방법 몸돌봄 처방10을 알려 주고 자기 전까지 계속해 보라고 했다.

다음 날 이른 아침, 원장님한테서 연락이 왔다. 대체 무슨 일이 있었길래 사람이 하루아침에 이렇게 밝아졌냐고. 간호사 선생님은 거의 1년 만에 한 번도 깨지 않고 잠을 푹 잤다고 했단다. 예전보다 더 밝아진 모습으로 다시 돌아왔다고 했다.

미래를 위해 필요한 자유로움은 어디서 오는가

'용서하다'의 그리스어는 '아핌^{aphiemi}'이다. 접두어 'aph-'는 분리^{separation}를, 접미사 '-hiemi'는 보내다^{send}는 의미를 가진다. 즉 자신에게서 분리해서 내보낸다, 내던져 버린다는 것이다. 이 단어는 떠나보내 주고, 놓아준다는 의미로 사용되었다. 빚이나 계약의 의무 등을 면제해 주는 의미에서도 사용되었다. 용서라는 이 그리스어의 본질은 누군가를 완전히 자유롭게 해 주는 것을 의미한다. 과거에 얽매여 현재에 자유롭지 못하다면 건강하게 미래를 마주하기 어렵다는 것이다.

미래를 열어 주는 핵심은 용서이다. 그 대상이 자신이든 타인이든 죄책감과 미움, 원망에서 스스로를 완전히 놓아준다는 의미다. 용서는 그 대상을 위해서가 아니라 바로 나를 위해, 그 대상으로 생긴 상처에서 나를 놓아주는 것이다.

삶의 절벽 위에서 내던질 것은 내가 아니라, 내 손에 무겁게 붙들린 죄책감과 상처와 미움이다. 이것들을 완전히 놓아 던져 버리는 것이다. 용서가 진정 자유이다. 나를 사랑하는 것이다. 용서가 승리다. 나에게 아픔을 준 사람이 내게 한 짓을 용서하는 것이 아니다. 그건 나의 영역이 아니다. 그 사람은 이미 대가를 치르는 삶을 살고 있을 것이다.

용서 못하는 나를 속상해하지 마라. 얼마나 내가 속상했겠는가. 누가 이 아픔과 눈물을 알겠는가. 용서는 내가 나를 알아주는 것에서 시작한다. 나를 상처 준 사람을 미워하고 분노하던, 그 나를 사랑해 주는 것이 용서이다. 이제 내가 이 얽매임에서 자유하려는 그 마음이 바로 용서의 마음이다. 그 마음은 인간이 해낼 수 있는 가장 위대한 마음이다. 용서는 가장 강력하고 건강한 진정한 복수다. 나를 힘들게 했던 그 사람이 망해 버렸으면 좋겠다는 그 생각을 절벽 아래로 던져 버리는 것이 복수다. 그것이 용서다.

영국 철학자 조안나 노스Joanna North는 우리가 부당하게 상처를 받았을 경우, 복수하고 싶어 하는 것은 우리가 가진 '권리'라고 정의했다.[62] 우리가 느끼는 분노감은 도덕적 '권리'임을 강조했다. 그 누구도 우리에게 상처를 줄 '권리'가 없다는 것을 알아야 하고, 우리는 존중받을 '권리'가 있다는 것을 알아야 함을 강조했다.

그래서 용서는 우리의 '선택'이며, 우리가 가진 복수심과 분노감의 '권리'들을 자발적으로 포기해 주는 것을 용서로 풀어냈다. 이 용서에는 고통이 따를 수 있지만, 이 감정을 느낄 '권리'를 용서하는 이가 가지고 있음을 정의한다. 용서의 과정에서 찾아오는 고통을 느낄 권리. 그 과정 끝에서 자유할 권리. 결국 그 고통은 고통이 아닌 회복의 감각이었다는 해석이 가능하다.

용서에 대한 과학적 연구의 선구자 로버트 엔라이트Robert Enright 박사는 용서를, '우리에게 상처를 입힌 사람에게 가지는 부정적 감정을 극복하는 것'으로 정의한다.[63] 이 부정적 감정은 우리의 당연한 권리이니, 이 감정을 가진 것 자체를 자책해서는 안 된다는 것이다. 오히려 용서는 자비를 받을 만한 가치가 없는 가해자에게 나의 자비와 사랑의 눈으로 바라보도록 노력함으로써 자기 권리를 자발적으로 포기해 주는 것으로 정의했다.

존스홉킨스병원Johns Hopkins Hospital은 용서가 건강에 미치는 영향을 주목했다. 병원 의대에서 실시한 연구에서 용서는 심장마비 감소, 통증과 혈압 감소, 스트레스 완화, 수면의 질 향상 등 만성질환 전반에 걸쳐 의학적 효과를 확인했다. 그 결과로 건강이 용서에 달려 있다고 선언했다. 용서를 임상에 적용하는 통합적 접근을 21세기 병원이 나아갈 방향을 제시한 것이다. 환자의 질병을 치료하는 것이 목표가 아니라 환자의 웰빙을 도모하겠다는 늦었지만 올바른 전환이다.

용서가 만성질환을 예방하고 의학적 치료 효과가 있다는 사실은 끊임없이 검증되어 왔다. 분노와 불안 등의 부정적 감정은 체내에 코르티솔을 과분비하게 만들어 스트레스에 대처하는 면역반응이 떨어지고 상처 치유를 지연시킨다.[64] 미국 심장학회지Journal of the American College of Cardiology에서는 25개 임상연구를 분석하여 분노와 적대감이 관상동맥심장질환을 유도할 수 있음을 경고했다.[65, 66]

용서를 해내기 위해서는 훈련이 필요하다. 스스로, 부모의 사랑이 결핍되었다고 생각하는 청소년들을 대상으로 용서 프로그램이 진행되었다. 이 프로그램에서 청소년들은 자기가 받은 상처에 대해 분노할 권리가 있고, 그 권리를 행사할 것인지는 내가 결정하는 것이라는 걸 배웠다. 로버트 엔라이트 박사가 제시한 것처럼 용서란, 상처를 안겨 준 대상이 아니라 그 대상에게 가지고 있는 나의 부정적 감정을, 나의 결정으로 끊어 내는 것임을 교육받은 것이다. 이러한 교육과 훈련으로 이 청소년들의 불안도가 낮아졌고, 용서지수는 높아졌으며, 부모에 대한 긍정적 태도와 자신에 대한 희망과 자존감지수가 높아졌음을 관련 연구들이 보여 주었다.[62,63,67]

용서의 과정은 '분노를 개방하는 단계'부터 시작된다고 한다. 분노는 권리이다. 그리고 스스로 공감해 주고 자기를 존중해 주어야 한다. 그다음은 '결심의 단계'다. 이는 용서할 용기를 가질 단계이자 나를 위해 용서할 마음을 다지는 단계이다. 그다음은 '용서를 하는 단계'이다. 나를 사랑하는 나에 대한 선물이다. 자유를 위한 날갯짓과 같다. 마지막 단계는 '용서에서 의미를 발견하고 해방하여 자유하는 단계'이다.

제2차 세계대전 때, 포로수용소에서 끔찍한 경험을 한 생존자 가운데서 마음을 회복한 이들의 특징은 그 고통의 시간에서 의미를 길러 내는 사람들이었다고 한다. 용서의 과정에서 우리는 삶의 자유를 발견하게 된다. 무엇에도 얽매이지 않는 성장을 하게 된다. 그리고, 우리 또한 누군가에게 용서를 구할 필요가 있음을 발견한다. 무거운 미움을 내려놓아 주면 우리 마음에 여유가 찾아온다. 구름 사이로 보이는 푸른 하늘에, 그리고, 파도 아래 바다의 잔잔함에 우리의 마음이 머물게 된다. 나의 마음거인, 진짜 나를 마주하게 된다.

　힘들지만, 용서할 사람들을 적어 보자. 화가 나도 괜찮다. 나의 감정 권리다. 고개를 들고 심호흡을 천천히 하면서 써 보자. 그리고 나의 권리로 부정적 감정들을 떠나보내자. 한번에 어찌 다 되겠는가? 천천히 해 나가 보는 그 발걸음이 내면에 조금씩 힘을 길러 줄 것이다. 그 효과는 이미 의학적으로 검증되었다. 나를 얽매인 것을 끊어 내기 위해 용서의 길로 발걸음을 옮겨 보자.

　그 길은 화해의 길이기도 하다. 화해는 부정적 감정을 끌어안는 것이 아니라 나의 생각에서 던져 버리는 것이다. 길 옆으로 던져 버리자. 이 발걸음들의 끝에는 이 아픔을 치료해 줄 천연 약이 보관된 마음속 약국이 기다리고 있을 것이다. 그렇게 한 발 한 발 가다 보면, 그 마음속 약국 앞에 다다랐을 때는 약을 먹지 않아도 될 만큼 마음체력이 단련된 자신을 발견할 것이다. 그때쯤이면, 어쩌면 그 마음아픔 치료약을 다른 누군가에게 나눠 주고 싶은 마음이 들게 될지도 모를 일이다.

　그 어떤 누구도 푸른 하늘 같은 나를, 깊은 바다 같은 나를 가리거나 흔들지 못한다. 생명을 가진 우리 존재의 가치는 '무엇을 하는 것'에서가 아니라 '그저 존재하는 그 자체'에서 오는 것이다. 용서하든 안 하든 당신은 지금 그대로의 모습으로도 괜찮은 것이 모든 것의 본질이다. 그럼에도 용서의 산책으로 마음이 더욱 건강해지시길 바라는 마음으로 처방을 남긴다.

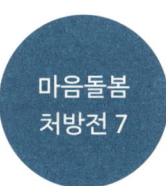

마음돌봄
처방전 7

처방 내역	'용서'로 미래돌봄	
순번	처방 실천 설명	행동
1	용서하기 힘든 사람들이 있다면 떠올리고 이름을 적어 본다. 용서의 첫 단계는 대상을 개방하는 것이다. 자연스럽게 찾아오는 분노는 우리의 권리다. 자주 고개를 들고, 심호흡을 하며 작성한다.	용서할 대상 이름 쓰기
2	나에게 있는, 그들을 용서하지 않을 권리, 복수를 할 권리를 쓰지 않기로 내가 결정해 준다. 그들의 잘못을 용서하는 것이 아니다. 나를 위해 그들에게 얽매인 나의 감정들을 끊어 분리해 내는 과정이다. 용서할 결심과 용기를 가지는 단계다.	여러 감정들이 올라와도 자연스럽게 흘려보내기
3	이제 분리된 감정들을 떠나겠다고 선언해 본다. 독립을 선언하는 문장처럼 적고, 구호처럼 말해 본다. 용서를 하는 단계다. 이 메모를 기념으로 보관해도 좋다. 불태워 그 재를 절벽에 내던지거나, 강이나 바다에 던져 볼 수도 있다. 용서에서 의미를 발견하고 자유하는 단계다.	마음 깊이 밴 원망의 감정들을 내보낸다고 선언하기 심호흡 10번
효능 효과	• 정신건강 혜택: 과거회상으로 유도된 우울, 분노, 불안감 감소, 자존감 향상, 희망 강화 • 신체건강 혜택: 심혈관질환 개선, 면역기능 강화, 수면의 질 향상, 암을 포함한 만성질환 예방 도움, 재발 방지, 회복력 향상 외 다수	
	자기돌봄의학(Selfcare Medicine)	

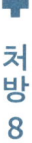

처방 8

공감, 감정근육이완제

신경을 쓰면 굳어지는 두 개의 감정근육이 있다

마음으로 애를 쓰면 가장 먼저 굳어지고 불편해져 손이 가는 곳이 있다. 바로 어깨와 목이다. 왜 그럴까? 신경적인 이유가 있다. 우리 몸 근육은 약 650개이다. 대부분 척추에서 나오는 신경인 '척추신경'들이 관여를 한다. 그래야만 한다. 신경과 근육 사이의 거리가 멀어서는 안 된다. 이것은 몸의 규칙이다. 둘 사이가 멀어지면 신경이 손상될 수 있기 때문이다.

전자제품의 전원 선을 가장 가까운 벽에 있는 콘센트에 연결하듯 모든 근육들은 가장 가까운 척수에 전원 신경선으로 연결되어 있다. 그래서 목과 어깨의 모든 근육은 바로 그 가까이에 있는 척추 안 척수에서 나오는 신경에 의해 연결되어 제어된다. 그런데

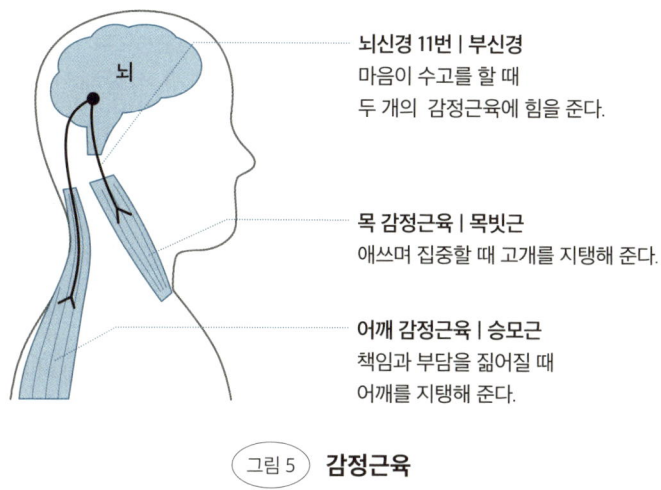

그림 5 **감정근육**

애쓰는 일이 반복되고 쉼이 부족해지면 목과 어깨에 있는 두 감정근육이 굳어진다.

단 두 개의 근육만은 예외다. 근육의 전원 신경선이 가까운 척추신경이 아닌 먼 곳에 연결되어 있다는 것이다.

이 두 개의 근육 중 하나는 목 옆쪽에 위치한 목빗근 Sternocleidomastoid이다. 귀 뒤쪽에서 시작해 중앙 가슴뼈 근처 쇄골뼈에 붙어 있다. 다른 하나는 다이아몬드 모양으로 생겼는데, 머리 뒤쪽에서 시작해 어깨로 펼쳐지고 다시 등으로 모이는 승모근 Trapezius이다. 이 두 근육은 이상하게도 척추신경이 아니라 뇌신경이 관여한다. 뇌신경 중에서도 부신경 Accessory nerve이 뇌에서 출발해서 목과 어깨까지 내려가서 이 두 근육에 전원을 공급하고 제어한다.

효율성의 극대화를 보여 주는 우리 몸인데 굳이 왜 두 근육만은 비효율적으로 연결되어 있을까? 바로 옆 척추신경이 충분히 할 수 있는 것을 굳이 뇌신경이? 그것도 뇌에서 시작해서 좁은 두개골 사이 공간을 헤집고 나와서 먼 거리까지 이동해서 두 근육에 다다른 것은 특별한 의도가 있는 것이 분명하다. 오랜 의문이었다.

뇌신경의 역할은 오감이다. 보고, 듣고, 맛보고, 냄새 맡고, 닿는 것이다. 이 뇌신경은 우리가 마음으로 애를 쓸 때 그 민감도가 높아진다. 집중을 하는 것이다. 주위를 살피고, 상황을 예의주시하고, 결정을 내리기 위해 신중할 때, 몰입할 때 모두 뇌신경을 사용한다. 수고하고 아픔에 이르기까지 가장 많이 사용한 신경도 이 뇌신경일 것이다.

그런데 이 신경 중 한 가닥이 목과 어깨로 향한다. 즉, 뇌신경이 많이 사용될 때 이 목과 어깨근육으로 향하는 신경도 예민해진다. 그래서 이 두 근육에 힘이 들어간다. 바짝 긴장한다. 이 두 근육은 감정근육이다. 뇌신경을 써서 무언가에 신경을 쓸 때마다 함께 긴장하고 굳어 간다.

마음의 무게를 짊어진 어깨의 통증은 신호이다

왜 굳이 뇌신경이 이 두 근육을 관여할까? 특별한 설계의 의도가 분명하다. 오랫동안 아프도록 수고한 환자들을 살피다 보니 그 이유를 깨닫게 되었다. 수고로 아픈 이들의 공통점이 이 어깨와 목이 많이 굳어 있다는 것이다. 이 두 근육의 통증은 이들을 잠시 멈추게 만든다.

너무 많이 굳어진 목근육은 디스크를 압박한다. 경직된 어깨근육은 어깨를 무겁게 한다. 이것은 신호이다. 잠시 멈춰 보라는. 인간의 정신력은 신체력보다 강하다. 정신력으로 일을 처리하고 진행하다 보면 신체적 한계를 넘어설 때가 있다. 그럴 때 멈추지 않으면 건강에 위험한 단계로 접어들 수 있다. 그것을 지켜 주는 신호가 필요하다.

그래서 별도로 뇌신경에서 한 가닥을 빼내서 목과 어깨의 두 근육에 연결해서 신호를 만들어 내는 것이다. 충분하다는 뜻이다. 충분히 마음을 많이 쓰고, 고생을 했으니 잠시 쉬라는 신호이다. 무겁고 뻐근한 어깨와 경직되어 뻣뻣했던 목은 잠시 어깨를 기대고 목을 가누어 쉬라는 것이다. 수고하면 어깨에 삶의 긴장과 무게가 실리는 것이다. 이 단계에서 자연스럽게 나오는 통증은 감정근육이 충분히 견뎌 냈으니 잠시 내려놓고 쉬라는 의미이다.

몸이든 마음이든 이완은 항상 인지 또는 알아차림 이후에 찾아온다. '아, 내가 어깨에 힘이 들어간 것을 보니 마음으로 많이 애를 썼구나'라고 알아차리는 것이다. 그리고, 스스로가 수고한 것을 공감해 주는 것이다. '아이구, 어깨가 무겁네. 수고하는 중이구나. 고생한다. 잠깐 쉬면서 이완할 때구나' 라고 말이다. 공감은 그 자체로 힘이 있다.

마음의 짐을 내려놓아 주는 자기공감의 힘

마음의 애씀으로 인해 자기 어깨와 목의 굳어짐을 느끼고 통증까지 알아차리는 것은 여전히 내가 건강하다는 신호이기도 하다. 이 굳어짐과 통증이 익숙해져 더 이상의 알아차림이 없게 되면, 그때가 만성통증과 만성질환이 시작되는 시점이다. 공감 또는 연민에 해당될 수 있는 영어 단어는 '컴패션compassion'이다. 이 단어의 뜻은 '함께com-'와 '아파하다-passion'를 합친 것이다. 자기공감, 자기연민, 자기동정은 결국 함께 아파한다는 것이다. 이 자기공감 자체가 우리 마음의 짐을 잠시라도 내려놓게 하는 시작이 된다.

우리는 경험으로 잘 알고 있다. 어려움이나 슬픔에 처한 내 가족이나 친구나 동료를 진심으로 함께 아파해 주었을 때 얼마나 큰 힘이 되는지 말이다. 이 공감을 스스로에게 해 주는 것이 익숙하지 않아서 그렇지, 자기공감의 힘과 효과는 여전히 풍성하다. 자기공감이 삶에 미치는 영향을 알아보기 위해 연구된 메타분석에서도 자기공감이 행복, 수명, 삶의 질, 만성질환을 포함한 웰빙에 관계함을 분명히 보여 주고 있다.[68]

감정근육 이완하는 방법

감정근육에 힘이 들어가면 그 상태를 뇌도 알아차린다. 그리고 뇌는 두 근육의 긴장을 감정의 긴장으로 해석을 한다. 이 해석의 결과는 두려움과 그것에 따른 불안, 우울, 분노 등으로 표출된다. 그래서 감정근육이 이완되는 것이 중요하다. 가능하다면 눕거나 의자에 목과 등을 기대어 이 두 근육의 긴장을 우선 줄여 보자. 이 근육에 손은 얹고 편히 숨을 쉬어 보자. 내 손에서 근육의 긴장이 느껴질 것이다. 어깨가 숨쉬며 움직여지는 것도 느껴질 것이다. 이 과정만으로도 상당한 이완을 이끌어 낸다.

그리고 '내가 수고했구나'라는 마음가짐 또는 말로 자기공감을 하며 감정근육을 천천히 이완해 준다. 손으로 가볍게 만져 주거나, 오일을 사용하여 만져 주어도 좋다. 가볍게 스트레칭해 주어도 좋다. 자기공감과, 포옹해 주듯 가볍게 만져 주는 것만으로도 충분할 정도로 감정근육에 이완을 줄 수 있다.

매일 주물러도 그다음 날이면 어깨가 무거워진다면 그만큼 매일 수고하고 있는 것이다. 아프도록 수고한 이들은 날마다 수고롭고 무거운 짐을 지고 있었던 것이다. 무겁고 뻐근하고 아픈 어깨를 탓하지 마라. 공감받고 인정받아야 할 영광의 긴장이다.

체외충격파나 근육이완제를 쓰기 전에 먼저 할 일은 먼저 자기의 수고를 알아주는 것이다. 의사도 환자의 수고를 충분히 공감하며 처방하는 치료와 약과 수술에는 힘이 있다. 치료는 의사가, 치유는 몸과 마음이 해내는 것이다. 아프도록 수고한 나에게 신호를 보내 준 목과 어깨 근육을 너무 세지 않게 쓰다듬어 주자. 참 고생했다고. 어깨와 목만 아니라 삶의 긴장도 한결 이완될 것이다.

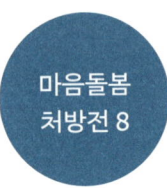

마음돌봄
처방전 8

처방내역	공감으로 감정근육 이완	
순번	처방 실천 설명	행동
1	긴장으로 인해 아프고 뻐근한 어깨와 목을 느껴 본다.	매일 수시
2	수고한 자신을 알아차리고 자기공감(함께 아파하는 것) 표현을 해 준다. "수고하네" 하고 자기한테 말해 준다. 무거운 어깨를 들어 올리며 숨을 쉬는 몸의 노력을 공감해 준다	매일 수시
3	• 오른손으로 왼쪽 어깨에 손을 편히 올리고 내 숨을 느껴 본다. • 왼손으로 오른쪽 어깨에 손을 편히 올리고 내 숨을 느껴 본다. • 양손을 X자 모양으로 어깨에 손을 얹고 나를 안아 준다.	매일 수시
4	• 오른손으로 왼쪽 귀 뒤쪽에서 가슴뼈까지 쓰다듬는다. • 왼손으로 오른쪽 귀 뒤쪽에서 가슴뼈까지 쓰다듬는다.	매일 수시 잠자리 들기 전
효능효과	• 목, 어깨 긴장 및 통증 완화 • 호흡 안정, 편한 호흡 • 마음 안정, 스트레스반응 개선, 수면 질 향상	
	자기돌봄의학(Selfcare Medicine)	

처방 9

미소, 마음근육이완제

책임감은 얼굴을 굳게 한다

스트레스는 책임이라고 했다. 책임을 짊어지지 않는 사람은 큰일도 가볍게 여긴다. 아프도록 수고한 이들에게는 책임질 것들이 많다. 책임에는 판단을 통한 결정이 동반된다. 그러다 보니 작은 일에도 신중을 기할 수밖에 없다. 높은 책임 의식으로 몰입을 할 때는 뇌신경도 함께 몰입한다. 그래서 목과 어깨의 감정근육에 힘이 들어간다. _{몸돌봄 처방 8}

또한, 뇌신경 중 삼차신경 Trigeminal nerve이 많이 활성화된다. 이 신경은 턱관절을 움직여 주는 일부 얼굴 근육을 제어한다. 특히 교근이나 측두근으로 벌어진 턱을 굳게 다물게 한다. 신경을 많이 쓰게 되면 밤에 잘 때 치아를 가는 일이 생기곤 하는데, 이것도 이

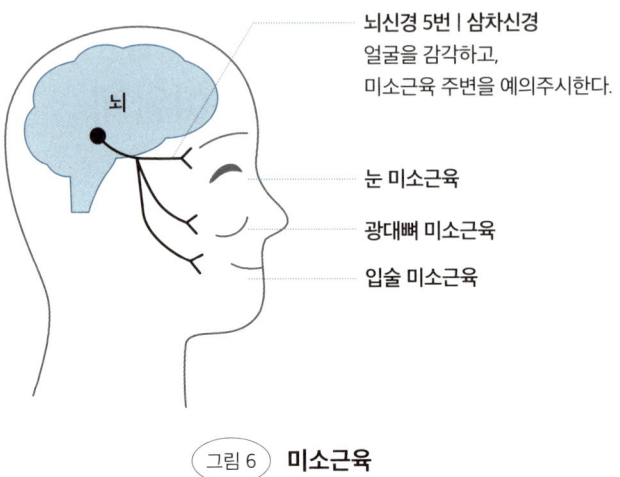

그림 6 미소근육

마음의 긴장은 턱을 꽉 깨물게 한다. 굳어진 얼굴은 뇌의 긴장감을 고조시킨다. 미소로 얼굴근육을 이완하면 뇌는 긍정과 행복의 신호로 해석한다. 미소는 뇌를 바꾸고 우리 삶의 행동을 변화시킨다.

근육에 힘이 빠지지 않고 있기 때문이다.

위급한 일이 있을 때 몸은 자연스럽게 가장 먼저 턱을 꽉 깨물게 하고 주먹을 쥐게 한다. 리더의 얼굴이 굳어 보이는 것도 이 삼차신경의 과몰입이 영향을 준다.

뇌는 얼굴 긴장을 마음 긴장으로 해석한다

삼차신경은 얼굴 전체를 감각하여 뇌로 그 신호를 전달해 준다. 책임에 따른 결정을 위해 몰입하고, 집중하고, 신중할 때 눈 주변에 긴장이 흐르고, 입은 굳게 다문다. 얼굴 근육들의 긴장은 고스란히 삼차신경을 타고 뇌로 전달된다. 감정이란 뇌가 몸의 상태를 해석한 것이라는 뇌과학의 결론적 정의를 빌려 보면, 얼굴의 긴장은 마음의 긴장을 유도하게 된다.

삼차신경과 가장 친하게 상호작용하는 신경이 있다. 얼굴 표정을 관리하는 안면신경Facial nerve이다. 미소 짓게 하는 얼굴 근육들을 움직여 주는 안면신경은 삼차신경의 눈치를 본다. 아프도록 수고하는 과정에서는 삼차신경이 예민하다. 입도 굳게 다물게 한다. 굳게 다문 입을 움직여 안면신경이 미소짓기 어렵다.

이쯤되면 얼굴의 긴장이 일상화 되어 간다. 뇌도 얼굴의 긴장을 감각해서 스트레스로 여기고 부정적 감정을 도출한다. 수고하는 일에 집중했을 뿐이고 책임을 다했을 뿐인데 그 과정에서 도출된 얼굴의 긴장이 감정에 영향을 주는 것이다. 화가 나서 얼굴이 굳어지기보다, 얼굴이 굳어져서 화가 났다고 뇌가 인식할 수 있다. 웃음기가 사라지는 것이다.

안면신경은 이렇게 눈치를 보다 보니 다른 신경들에 비해 유약한 편이다. 바이러스들도 이걸 잘 알고 있다가 안면신경에 몸을 숨기고 있다가 면역이 약해지면 그 틈을 타 염증을 유발한다. 이것이 안면신경마비 증상을 일으킨다. 대상포진도 안면신경에서 많이 일어난다. 아프도록 수고하는 이들에게 안면신경마비나 대상포진을 자주 볼 수 있는 것도 이런 이유다.

미소 과학

웃음이 주는 효과는 천연약국을 몸 안에 들여놓은 것과 비슷하다. 웃음은 인체 내 다양한 화학반응을 이끌어 낸다. 그중 '몸 내부에서 발생하는 모르핀Endogenous Morphine'이란 뜻을 줄인 엔도르핀의 효능은 오래 주목받아 오고 있다.[69] 모르핀보다 효과적인 천연 통증 경감효과로 잘 알려져 있다.

미소는 스트레스 호르몬인 코르티솔 분비를 억제하고 엔도르핀 분비를 높여 만족감을 높인다.[70,71] 엔도르핀은 자율신경계를 조율하고 면역세포의 기능을 활성화시켜 종양세포의 성장과 진행을 조절해 준다. 종양세포를 파괴하고 전이성 암세포로 변화는 것을 막는 것으로 연구되었다.[72] 이런 강력한 진통효과, 스트레스 경감효과, 항암효과 외에 수면장애완화효과, 불안장애완화효과, 뇌건강 특히 신경퇴행성 질환의 대표인 알츠하이머 예방 등 미소로 분비가 향상될 수 있는 엔도르핀의 효과는 계속 검증되고 있다.[73,74]

미소는 아픔을 이기고 행복을 선택하게 한다

일에 대한 만족과 성취가 찾아오면 저절로 미소가 지어지고 웃음이 난다고 생각한다. 맞는 말이다. 하지만 그 반대가 더 강할 수가 있다는 것에 주목해 봐야 한다. 미소를 지을 수 없을 것 같은 어려운 상황에서도 미소를 지으면 뇌는 상황 자체에 대한 관심보다 지금 미소를 짓는 얼굴의 변화를 예의주시한다. 그리고 만족과 성취가 온 것처럼 긍정과 행복 호르몬을 분비한다. 이것이 건강지속력을 높이는 또 다른 핵심이다.

아프도록 수고한 이들에게 성취를 추구하는 삶의 방식은 일상의 한 부분이 되어 있다. 실제로 그 덕에 많은 성취들을 이루고 산다. 그러나 더 높이 스스로 부여한 기대치와 주변의 시선으로 충분히 만족할 여유를 내지 못한다. 높은 수준의 현상유지와 새로운 변화에 대한 대비로 아프도록 수고하는 이들에게는 늘 긴장된 얼굴이 유지된다. 그래서 다시 미소를 창조하지 않으면 아픔의 단계에서 벗어날 수 없다.

미소 지을 수 있는 조건적 상황에서 웃는 것은 누구나 가능하다. 하지만, 어려운 상황에서도 미소를 만들어 보는 연습과 훈련을 하는 사람은 건강뿐만 아니라 삶의 힘을 가지게 된다. 삶의 어떠한 상황에서도 삶의 의미를 찾아내며 살아 내는 것이 건강의 본질이기 때문이다. 이것이 잘 사는 것, 웰빙 Well-being 그 자체이다.

억지로라도 웃어 보고 연습하는 것은 삶의 실력이자 숨은 건강비결이다. 행복은 수동적으로 주어지는 감정이 아니다. ^{마음돌봄 처방 6} 오히려 행복은 능동적으로 선택할 수 있는 생각과 이성의 영역이다. 내가 행복하다고 판단하면 행복한 것이다. 상황이 아니라 결국 나의 결정이다. 미소는 삶의 감사를 돕고 행복을 끌어낸다.

미소를 짓고, 잠시 여유를 주며 호흡을 가다듬어 보자. 바쁜 가운데서도 우리는 고민의 시간을 지나치게 가지는 습관이 있다. 오래 고민해서 문제가 해결되면 세상에 고민이 없을 것이다. 반면에 지나칠 정도로 수고한 내가 이룬 것들에 만족하는 시간과 성취감을 갖는 시간은 아낀다.

성취한 것들에 자만하고 도취될까 봐 걱정하는 두려움은 내려놓자. 나의 수고를 인정하고 주변의 도움에 감사하는 시간이 겸손이다. 결국은 이루어 낸 성과를 축하하는 것이 일의 보람이다. 우리가 걱정해야 하는 오직 한 가지는 두려움과 고민에 도취되는 것뿐이다.

거울 앞에서 미소 짓다

세상에서 가장 무거워 들어 올리기가 힘든 것이 입술 주변 미소 근육일 것이다. 마음의 무게까지 함께 들어 올려야 하기 때문이다. 하지만 마음먹으면 가장 손쉽게 올릴 수 있는 무게이기도 하다. 지금 바로 거울 앞에 서 보자. 미소 지어 보자. 4개의 입술 주변 근육이 입술 양쪽 끝을 위로 들어 올려 주고, 아래로도 당겨 준다. 안면신경이 이것을 가능하게 해 준다.

이 근육들이 활성화되면, 뇌는 웃고 있다고 판단한다.[75,76] 뇌는 미소 짓는 나를 알아차린다. 그것이 '억지로' 짓는 미소라도 상관하지 않는다. 그리고 뇌는 길들여지는 장기이다. 힘든 상황에서도 미소를 반복하면 할수록 뇌는 그 상황들을 기억하고 결국 스트레스반응을 멈춘다.

오히려 그 상황이 도래할 때 미소를 머금게 해 준다. 반복적인 작은 미소는 삶에 지속적이고 강력한 영향을 미친다.

먼저, 내 마음을 반복적으로 힘들게 하는 상황에서 나의 뇌는 스트레스 호르몬인 코르티솔을 낮추고 긍정과 행복호르몬인 도파민, 세로토닌, 옥시토신, 엔도르핀을 분비시킬 것이다.[70,71,74] 긍정의 마음으로 스트레스를 대면할 때 분비되는 DHEA 호르몬은 스트레스를 해독하여 오히려 심장을 강하게 하고, 면역을 높일 것이다.[37-40,69] 미소를 지음으로 심장박동이 차츰 안정권에 진입하고, 스트레스가 크게 줄어드는 것을 매초마다 느낄 수 있다.

상황은 바뀐 것이 없다. 나의 관점과 태도가 달라져 가는 것이다. 바로, 미소에 의해. 이것이 건강실력이다. 건강 문화유산이다. 미소의 힘이다. 미소는 용기가 필요하다. 아프도록 수고한 이들은 충분히 할 수 있다. 이 기회를 놓치지 않을 것이다.

어려운 상황에서 미소를 머금을 용기와 결단, 그리고 훈련은 엔도르핀으로 보상을 받을 것이다. 뇌 속 뇌하수체에서 혈류를 타고 온몸으로 향하고 심장으로 향할 것이다. 온몸의 통증이 경감하고 심장이 평안해지는 경험을 하게 될 것이다. 엔도르핀이 시상하부를 통해 뇌척수액으로 유입되어 신경계 전체를 진정시켜 주기 때문이다.[2,70,71,73]

약을 먹어도 좀처럼 잡히지 않던 만성통증도 미소 짓기를 통해 개선될 수 있다. 만성질환을 앓는 사람은 뇌척수액 속에 엔도르핀 수치가 아주 낮다. 그런데 미소를 짓고 나면 엔도르핀 수치가 늘어나는 것을 객관적인 지표로 확인할 수 있게 된다.[77,78]

결국, 다양한 만성질환의 해결책은 다시 미소를 되찾는 것이다. 아니, 미소를 건축하는 것이다. 굳은 얼굴을 풀어 주는 것으로 기초공사를 하고, 거울 앞에 스스로를 마주해 보는 것이다. 거울 앞에서 웃음을 지어 보자. 그렇게 해야 한다. 아프도록 수고한 당신의 미소를 찾는 것이 건강을 되찾는 것이다.

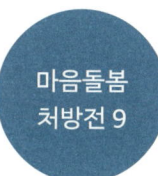

마음돌봄
처방전 9

처방내역	미소로 마음근육 이완	
순번	처방 실천 설명	행동
1	거울 앞에 선다. 눈썹, 광대뼈, 아래턱을 양손으로 원을 그리며 이완해 준다. 원을 그리듯 귀, 눈, 입술 주변을 부드럽게 이완해 준다.	나만의 미소거울 준비
2	미소를 지어 20초간 유지해 본다. 미소를 짓는 동안 편안히 호흡하며 뇌의 반응이 몸과 마음에 자연스럽게 이루어지도록 지켜봐 준다.	하루 최소 3번 미소 타임 시간 설정
3	어려운 상황과 스트레스 상황에서도 가볍게 미소를 짓는다. 경우에 따라 손으로 입을 자연스럽게 가리고 작은 미소를 유지한다.	스트레스 상황에서 더욱 고개를 숙이지 않기 미소 짓기
효능 효과	• 엔도르핀 분비촉진 효과: 진통, 스트레스 회복력, 항암, 수면 개선, 불안장애 개선, 뇌 건강 등 만성질환 예방 및 개선 • 심장 안정, 스트레스 경감 효과 • 삶의 모든 상황에서도 의미를 찾아내는 참건강, 웰빙 완성	
자기돌봄의학(Selfcare Medicine)		

처방 10

내 안의 아픈 아이에게
들려주는 동화

온 우주에서 네가 얼마나 가치로운지

지구 위에서, 지금의 삶을 살아 내고 있는 너의 의미는 무엇인지 아니? 왜 네가 가치로운지? 100조 개도 넘는 별이 가득한 이 우주에서 네가 살고 있는 작은 행성 지구의 가치는 무엇인지 아니? 너의 몸은 작은 우주 같다. 100조 개가 넘는 세포 별들이 서로 연결되어 있다. 머릿속 뇌는 우주 안의 또 다른 우주다. 1,000억 개가 넘는 웅장한 세포 별들이 100조 개가 넘는 연결 통신선으로 대화를 나눈다. 가슴 속에 위치한 심장 은하의 세포 별들은 신비롭다. 거대한 근육 세포 별들과 단단한 뼈들을 만들어 내는 뼈세포들도 웅장하다. 몸에는 화려하고 위대한 세포들로 가득하다.

너의 시작은 작은 두 별의 만남이었다. 두 별은 하나가 되어 수정란이란 이름이 붙은 별이 되었다. 너의 별이었다. 몸속 다른 세포 별들에 비해 화려해 보이지 않고, 크지도 않은 작은 별이었다. 하지만, 이 별이 자궁은하 속 한 귀퉁이에 자리를 잡은 순간, 놀라운 일이 벌어졌다.

몸속 온 우주가 이 별의 착상을 알아차리고, 모두 하나가 되어 너에게 집중했다. 너의 별 안에 너의 생명을 위해 말이다. 너는 엄마 몸 우주의 중심이었고, 우주가 존재하는 이유였다. 그리고 너의 생명으로 인해 네가 살아갈 이 지구도 온 우주의 중심이 되고 존재의 이유가 되었다. 생명을 가진 너는 그 자체로 온 우주에서 가장 가치로운 존재가 되었다.

첫 번째 죽음으로 너는 다시 태어났다

네가 머문 자궁 속 수정란 별에서 너의 생명은 너의 몸 안에 자리를 잡았다. 9개월의 시간이 지난 뒤 너는 새로운 세상으로 떠날 준비를 해 나갔다. 비록 청각과 약간의 미각으로 자궁세상을 살았지만 그 안에서 너는 포근하고 따뜻하게 살았다. 때가 되어 너는 한 번도 가 보지 않은 출산의 통로를 지나야 할 때가 왔다.

익숙했던 자궁세상을 떠남은 너의 첫 '죽음'이었다. 죽음이란 두려워 보이지만 새로운 세상을 만나는 과정이기도 하다. 밖에서 너를 기다리던 나에게는 그 죽음이 바로 '탄생'이었다. 떠남으로 너는 태어났다. 새로운 세상에 너는 태어났다. 그래서 죽음이란 없다. 다시 살아남이 있는 거다. 더 넓고, 자유로운 세상에 태어난 너는 다섯 가지의 감각으로 세상을 보고, 듣고, 맛보고, 냄새 맡고, 느끼며 너의 삶을 만들어 갔다.

너는 '생명 그 자체'이다. 생명은 그 자체로 가치롭다. 너의 생명을 품고 있는 너의 몸이 가치롭다. 너의 생명이 너에게 만들어 내는 네 마음도 가치롭다. 너의 가치는 네가 무엇을 해서가 아니라, 네가 존재하는 그 자체로 가치로운 거다. 충분히 사랑을 받고 사랑하며 살아갈 자격이 있다.

수고하고 수고하며 살다가 언젠가 아픔이 찾아올지도 모른다

9개월 짧은 시간 동안 보낸 자궁세상과는 다른 것이 참 많은 지구 세상에서 너는 살고 있다. 자궁세상보다 10배 정도는 더 많은 시간을 여기서 보내게 될 것이다. 네가 좋아하는 일과 네가 해야 하는 일, 네가 해내고 싶은 것들을 하다 보면 너는 어느덧 스물, 서른, 마흔, 쉰, 예순, 여든, 아흔, 백세라는 나이에 도달해 있을 테지.

21세기를 지내는 너는 아직도 사회 구석구석 남아 있는 불평등과 보이지 않는 제약들을 마주할 수도 있다. 하지만 '상황이 힘'이라는 말처럼, 너는 너의 능력을 오히려 어려움 속에서 꽃피울 것이다. 너만의 길을 만들어 갈 것이다.

그 길을 따르는 너의 사람들을 위해 땀을 많이 흘리겠지. 그 길에서 외롭기도 하고, 눈물도 여러 번 흘리겠지. 몸의 여러 곳이 자주 아프겠지. 마음도 그렇겠지. 참 수고했다. 고생했다.

지금까지는 인간으로서 '성장'의 시간이었다면 이제 다음은 '성숙'을 위한 시간이다. 수고하고 찾아온 아픔은 너를 위한 기회이자 메시지가 될 수 있다. 성숙하고 건강한 삶을 위한 변화를 요청하는 몸의 신호이기도 하므로. 몸은 단 한 번도 너를 위하지 않은 적이 없다. 수고함으로 성장한 네가 이제 아픔의 번데기 껍질을 벗어 던지고 나비처럼 자유롭게 성숙한 너의 삶을 누리라고 신호를 보내는 것이다.

소중한 것은 눈에 잘 보이지 않는다. 그래서 그 소중한 것을 쉽게 놓치고, 어렵게 되찾으려고 한다. 몸과 마음의 건강이 그렇다. 무엇보다 '참 너 자신'을 놓치고 잃어버리지 않도록 해야 한다.

네가 100세까지 산다고 했을 때, 100세의 너에게 무슨 말을 해 주고 싶을까? 그리고 100세의 너는 지금의 너에게 어떤 이야기를 해 주고 싶을까?

모르긴 해도 이런 말이 아닐까.

네 생명의 첫 출발은 작은 수정란 별이었고, 지구별에서 그 생명을 이어 가고 있다. 언젠가 이 별을 떠나지만 그것이 끝이 아니라 새로운 시작이란 걸 꼭 알길 바란다. 그래서 네가 두려워할 것은 아무것도 없다.

아픔을 이겨 내고 건강을 지켜 주는 힘이 네 안에 있음을 기억해

네 몸 안에는 너의 생명을 돌봐 주는 '자기돌봄시스템'이 있다. 이 시스템이 잘 작동될 때 건강지속력은 유지되고 너는 건강한 삶을 살 수 있다. 대신 조건이 있다. 이 건강지속력을 갖기 위해서 너는 매일 너의 마음과 몸을 가꾸어 주어야 한다. 정원처럼 말이다.

이 정원을 가꾸는 것은 어려움이 아니라 즐거움이다. 삶의 의미와 가치를 꽃피울 수 있는. 그리고 건강도 결실할 수 있는. 이미 네 몸 안에 너를 지켜 주는 몸속 의사와 병원이 있고, 천연약국도 있다. 몸 밖의 의사는 몸 안의 의사와 항상 협진하면서 몸 안의 환경을 잘 유지하도록 도와줄 것이고, 네 안의 건강지속력은 늘 너를 지켜 줄 것이다.

마음의 건강은 기억력이라고도 할 수 있다. 매일 네가 누구인지 아는 기억 말이다. 너는 깊은 바닷속 같고, 너는 저 높은 푸른 하늘 같은 존재다. 삶에서 파도는 멈추는 법 없이 밀려올 것이다. 감정 폭풍이 일어날 때도 있을 것이다. 그러나 그 파도나 폭풍이 참 너의 존재를 손상시킬 수는 없을 것이다. 오히려 너는 깊은 네 마음의 심해로 들어가 파도를 바라볼 수 있기를 바란다. 파도를 두려워 말고 파도를 타는 것이다. 물론 지칠 때는 심해로 내려와 고요하게 쉬면 된다.

삶에서 흐린 구름이 하늘을 가리는 날이 많을 것이다. 태풍이 몰려올 때도 있을 것이다. 그러나 그 태풍 또한 너를 손상시킬 수 없을 것이다. 구름 위 푸른 하늘은 변함없이 푸르게 존재하고 있다. 구름이 쏟아내는 비는 오히려 너를 비옥하게 해 줄 것이다. 지칠 때는 구름 위, 하늘 위를 날아 보길 바란다. 그러면 구름도 태풍도 그 자체로 아무것도 아님을 보게 될 것이다.

세상 그 어떤 누구도, 그 어떤 것도 '참 너'의 존재를 해할 수는 없다. 너의 생명이 시작된 이후로 너는 너의 생명 그 자체로 그저 존재하는 것이 소중하다.

삶을 마주하는 마음의 태도가 중요하다

잘 살아간다는 기준은 네가 만드는 것이다. 누군가 세운 기준에 너를 맞추고 너를 평가하는 것은 피해야 한다. 그러면 스트레스 파도와 구름에서도 잔잔하고 자유로운 삶을 살아 낼 수 있다.

하지만 기억할 게 있다. 보이지 않는 마음은 보이는 몸으로 표현이 된다는 사실이다. 뇌는 어떤 상황보다 너의 몸의 자세를 보고서 너의 마음의 자세를 해석하려고 한다. 그래서 언제든 고개를 숙이지 말고 당당히 들기를 바란다. 가슴을 펴는 것이다. 어떤 상황에서도 얼굴근육에 미소를 번지게 하는 것이다. 그러면 마음에 평안이 채워질 것이다.

지나온 과거를 돌보는 방법은 '존중'이다. 스쳐온 너의 모든 순간을 존중으로 바라보는 것이다. 현재는 감사로 마주해야 한다.

조건부 감사는 행복을 이끌어 낼 수 없다. 감사는 감정이 아니라 생각의 영역이고, 네가 결정하고 선택할 수 있는 의지력에서 나온다. 그래서 행복은 네가 결정할 수 있고, 네가 선택하는 영역이다. 조건으로 주어지는 행복에는 빈 공간이 많아 공허함이 늘 그 자리를 채운다. 하지만, 어떤 상황에서도 감사를 찾아내는 너의 마음에는 행복이 빈틈없이 채워지게 된다.

미래의 자유로운 삶을 위해서 할 일은 네 마음에 불편한 것들을 내려놓고 던지는 것이다. 그것을 용서라고 한다. 우리를 얽매게 하는 것들 모두는 사실 스스로가 잡고 있는 것이다. 얽매인 감정들을 잡고 있는 손을 펴는 용기면 된다. 그 용기는 용서를, 용서는 자유함을 준다.

너는 과학적으로 우주의 중심이다

너의 생명을 지켜 내기 위해 온몸의 중심이 너이듯, 이 우주도 그러하다. 생명이 물질을 위하지 않고, 물질이 생명을 위한다. 세포 핵 속에 있는 DNA들이 몸과 마음을 만들어 너의 생명을 결정하는 것이 아니다. 그것들은 악기와 같다. 그 자체로는 어떠한 것도 할 수는 없다. 그 악기를 잡고 음악을 연주하는 연주자에게 모든 것이 달려 있다. 너의 존재도 그러하다. 악기 같은 너의 몸과 마음에 너라는 생명이, 네 삶의 음악을 존재하게 하는 거다.

온 우주의 물질보다 너의 생명이 더 소중하다. 너는 우주먼지에서 시작되어 다시 먼지로 사라질 존재가 아니다. 너는 생명 자체이고, 너의 생명이 깃든 몸과 마음은 소중하다. 너의 생명은 수정란 속 DNA 설계에 따라 형성된 작은 몸속에 머물었고, 짧았지만 우주처럼 무중력 같은 자궁의 공간에서 삶을 살다 지구라는 더 큰 자궁의 세상에 왔다. 이제 너는 지금 시공간에 살고 있다. 언젠가 너는 이 지구의 자궁을 떠나 새로운 세상으로 떠나게 될 것이다. 새로운 탄생. 좁은 시공간을 벗어나 새로운 감각을 가지고 영원히 존재하게 되는 것이다.

너는 이 우주에 단 하나뿐이다. 그리고 이 우주는 바로 너를 위해 존재하고 있다. 너의 생명 자체는 그 어떤 누구도 해할 수 없다. 이것을 마음에 소중히 간직하길 바란다. 이 세상에서 마음이 어려워질 때면 기억하길 바란다. 너의 가치는 존재 그 자체라는 걸. 매일 거울 앞에 서서 소중한 너를 보자. 고개 숙이지 말고, 가슴을 펴 보자. 어깨에 놓인 짐은 내려놓고 늘 가볍게 해보자. 미소 지으며 깊이 있게 천천히 숨 쉬어 보고, 네 호흡과 몸의 움직임을 느껴 보자. 이제 알겠지? 소중한 네가 지금 존재하고 있다. 이것보다 더 중요한 것은 없다.

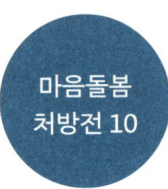

마음돌봄 처방전 10

처방 내역	나를 위한 동화	
순번	처방 실천 설명	행동
1	마음돌봄 처방 10에 쓰여 있는 동화를 나에게 읽어 준다.	소리 내어 읽기
2	• 나를 위한 동화책을 만든다. • 나를 위한 노트 한 권을 준비한다. • 독서를 하면서 힘이 되거나 영감을 준 글귀들을 적어 본다. • 마음에 힘이 필요할 때마다 나에게 읽어 준다.	필요시 나만의 동화책 만들기
효능 효과	• 마음 고요 • 마음 평안 • 자기존중감 상승	

자기돌봄의학(Selfcare Medicine)

4장

몸돌봄 처방

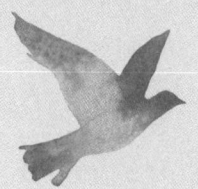

HEALTH SUSTAINABILITY

처방 1

뇌 안전,
30cm 거리 유지

뇌와 심장을 위한 공간이 있다

몸속에는 생명을 지속가능하도록 품어 주는 3곳의 공간이 있다. 뇌를 위한 공간^{두개강}, 심장과 폐를 위한 공간^{흉강}, 그리고, 소화, 배출, 생식, 내분비 시스템을 위한 가장 큰 공간^{복골반강}이 있다. 이 공간들은 편안해야 한다. 압박이 주어지면 각 장기들은 압력을 견뎌내느라 기능을 발휘하기가 어렵다. 건강지속력이 약해지는 큰 이유 중 하나다.

뇌와 심장을 위한 공간은 특별설계로 디자인되어 있어 웬만한 충격에도 끄떡이 없다. 뇌는 29개의 작은 머리뼈들로 이뤄진 머리 안 공간에 놓여 있다. 심장은 가슴 안 공간에 놓여 있다. 이 공간은 12개 조각으로 쌓아 올린 튼튼한 등척추 기둥이 뒤에 놓여 있고,

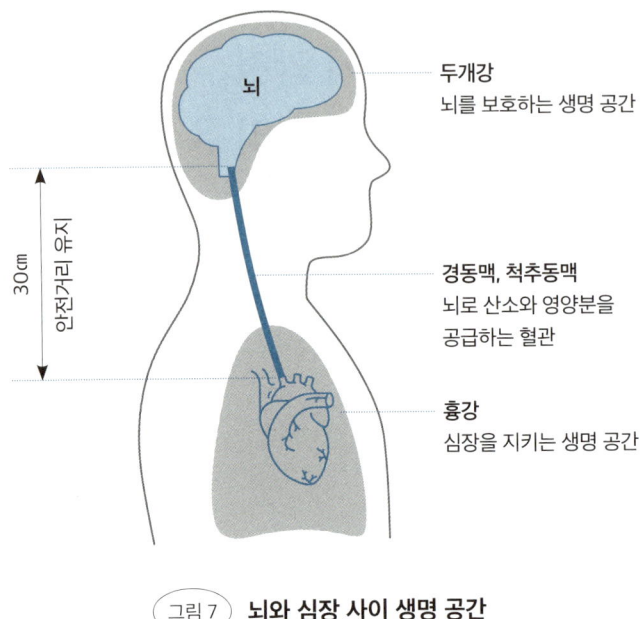

그림 7 **뇌와 심장 사이 생명 공간**

뇌와 심장 사이 안전거리 30cm를 유지하자. 뇌와 심장을 가장 편안한
상태로 있게 해 준다. 뇌압과 혈압 상승도 예방된다.

24개의 갈비뼈 성곽이 앞뒤로 둘러싸고 있다. 하지만, 이 견고한 공간은 지속적인 압력에는 취약하다. 고개를 숙이는 순간 두 공간은 압력이 상승하고, 뇌와 심장은 압박을 받는다.

21세기에 들어서면서 선진국을 포함해 최근 국내 사망 원인 10위권 안에 감염성질환은 사라지고 만성질환이 대부분을 차지하고 있다.[79] 특히 심장질환, 뇌혈관질환 그리고 고혈압성질환은 늘 대표 만성질환에 포함되어 있다. 이들 만성질환이 유도된 원인은 아직도 다 밝혀지지 않았다. 그러나 두 공간에 압박이 가해지면 혈압을 상승시키고, 상승된 혈압은 심장혈관과 뇌혈관 모두에 부담을 주는 것은 분명하다.

뇌는 압박을 받지 않도록 설계되었다

1,000억 개의 뇌세포를 품고 있는 뇌의 무게는 넉넉히 1,500g이다. 무겁다. 순두부같이 연한 뇌가 머리뼈 속에서 이 무게 그대로 안전장치 없이 보관되면 위험하다. 특히 중력으로 인해 뇌 하부로 쏠리는 무게 압박은 생명에 치명적이다. 이곳은 호흡과 심장박동을 24시간 조율하는 뇌줄기가 있는 곳이기 때문이다. 또한 뇌줄기 바로 뒤, 머리 뒤통수 가장 아랫부분에 소뇌가 위치한다. 이곳에 무게 압박이 몰리면 몸의 균형이 무너진다. 뇌 하부의 압박은 심장에서 대뇌로 뻗어 가는 주요 뇌혈관 고속도로 길도 막아 버린다.

그래서 뇌는 특수설계가 되어 있다. 풍선같이 얇고 탄력 있는 뇌막이 뇌 전체를 넉넉히 감싸 준다. 그리고 뇌와 뇌막 사이 공간에 뇌척수액이 가득 차 있다. 하루 500ml의 뇌척수액이 뇌 속 4개의 뇌실 샘물에서 생산된다. 물속에서 체중이 가벼워지듯, 뇌척수액 속에서는 1.5kg짜리 뇌의 무게가 무려 30분의 1로 줄어들어 50g 정도로 가벼워진다. 웬만한 흔들림과 충격에도 잘 보관된다.

고개를 숙이면 뇌공간 뇌압 상승으로 뇌가 위험해진다

안정된 뇌압은 7-15mmHg 사이다. 뇌압이 15mmHg 이상으로 올라갈 경우 주의해야 한다.[80] 생활에서 뇌압을 지속적으로 상승시키는 가장 일상화된 습관은 고개를 숙인 상태를 지속하는 것이다. 고개를 15도만 숙여도 뇌압은 상승하며, 45도 이상 숙일 경우 뇌압이 크게 높아져 심장에서 뇌 안으로 혈액을 밀어 넣기가 어렵다. 바람을 불어 넣기가 어려운 풍선처럼.

거기에다 뇌로 가는 혈액의 80% 정도를 전달해 주는 경동맥은 고개를 숙이는 순간 바로 압박을 받게 된다. 나머지 20%의 혈액을 운반하는 척추동맥도 고개가 숙여질 경우 척추 사이에서 압박을 받게 된다. 뇌압 상승은 뇌세포에 산소 공급부족을 초래한다. 머리가 무겁고, 아프고, 무기력하고, 어지럽게 된다.[81]

뇌로 향하는 경동맥 속 미주신경은 항상 뇌로 가는 혈류량을 체크한다. 고개 숙임으로 혈류가 감소되는 상황을 뇌로 보고한다. 고개가 숙여져 있는 시간이 지속될 경우 뇌는 결정을 내린다. 심장을 더 세고 빠르게 박동시켜 뇌로 가는 혈류량을 맞추려 하는 것이다.

이때 심장의 혈압이 상승한다. 이것이 만성화되면 고혈압이라 부른다. 고개 숙임으로 뇌압이 상승된 뇌 안으로 혈액을 강하게 밀어 넣다 보면 유리처럼 약한 뇌혈관 내벽에 스크래치가 생기거나 손상될 수 있다. 이것이 잠재적으로 뇌졸중의 외부 물리적 원인이 되는 것이다. 그저 고개를 숙이는 것뿐인데 뇌에까지 영향을 미칠까 의아하게 생각할 수 있다. 아주 반복적이고 지속적인 고개 숙임은 뇌에 치명적이다.[82]

고개를 숙이는 것은 10kg 돌을 심장에 얹어 놓는 것이다

심장도 뇌와 마찬가지로 압박을 받지 않도록 설계되었다. 24개 갈비뼈는 성벽을 이루어 중앙에 심장을 두고, 외부로부터 생명의 핵심이 되는 이 장기를 보호한다. 심장은 생명이 시작될 때부터 끝날 때까지 단 한 번도 멈추지 않고 박동한다. 심장근육 내부에는 박동조율세포가 있어 심장근육을 자극해 리듬 있는 수축을 일으킨다.

머리 무게는 약 10kg이다. 올곧은 목의 자세는 이 무게를 등과 허리의 척추들로 분산시켜 준다. 하지만 45℃ 가까이 고개를 숙이는 순간 그 무게는 고스란히 가슴뼈를 압박하며 심장으로 전해진다. 가슴뼈가 눌리면 호흡의 깊이도 얕아진다. 고개를 숙이는 것은 심장에 돌을 얹어 놓는 것과 같은 압박을 가한다. 이 압박은 혈압과 뇌압을 동시에 상승시킨다.

심장은 통증을 느끼는 신경감각이 둔하다. 그래서 이것이 얼마나 심장에게 답답하고 아픈지 우린 잘 모른다. 그런 심장이, 답답하다고 느끼고, 짧게 빈맥처럼 요동치다 찌릿하는 순간이 온다면,

그건 오랜 기간 내 심장 위에 10kg짜리 돌을 올려놓고 일을 해 왔다고 봐도 된다.

수고하며 숙여졌던 고개, 뇌와 심장에 타격이었다

수고의 일상에서 가장 많이 관찰되는 것 중 하나가 고개 숙여 몰입해 있는 상태이다. 고개 숙여 서류를 면밀히 본다. 고개 숙여 컴퓨터로 작업을 하고, 잠시 쉴 때도 휴대폰을 고개 숙여 본다. 고개를 숙이지 않는 게 가능할까 싶다.

수고하는 중에 가장 활발한 인체 기관은 뇌와 심장이다. 뇌는 산소와 당이 없으면 기능을 멈추기에 어떤 일이 있어도 변함 없이 혈액을 공급해 줄 것을 심장에게 요청한다. 심장은 거부할 수 없는 그 요청에 순응하며 우리가 마시는 산소의 30% 이상을 당과 함께 혈액으로 뇌에 올려 보내 준다.

그런데 고개를 숙이는 순간부터 심장과 뇌의 공간들은 압박을 받는다. 그 압박이 오랜 기간 지속된다면 심근은 피곤해지고, 비대해지고, 세게 박동하며 지친 근육에 부산물들이 축적될 것이다. 지속되는 고개 숙임의 삶의 패턴에서 뇌혈관은 상승된 뇌압을 견뎌 내야 하고, 심장에서부터 너무 세게 밀려오는 혈액을 받아 내야 하다 보니 두꺼워지고 약해져 갈 것이다. 소리 없이 견뎌 내는 그 몸부림과 변화를 우린 감각하지 못한 채 살아갈 것이다.

뇌와 심장을 보호해 주는 안전거리 30cm

뇌는 심장이 멈추지 않도록 박동 요청 신호를 끊임없이 전달하고, 심장은 뇌가 멈춤이 없도록 산소와 영양분을 끊임없이 보내준다. 서로는 너무 가까이 있게 되면 압력이 높아져 심장이 터지고 뇌혈관이 터질 정도로 압박을 느끼게 된다.[83]

사람이 편안하게 심장이 뛰고, 수월하게 숨 쉬고, 뇌도 안정된 상태일 때, 그 적정한 뇌와 심장의 거리는 30cm이다. 올곧은 자세에서 이 최선의 거리가 유지된다. 이 거리가 너무 멀게 되면 기린의 심장처럼 우리 심장도 거대해지게 되고, 심장을 품기에 가슴 공간이 너무 좁게 된다.

30cm가 최적 거리이다. 이제 이 거리를 유지하는 삶의 습관을 만들어 보자. 건강지속력을 위한 몸의 환경변화의 첫 출발이 될 것이다. 맑은 하늘을 편안하게 바라보듯 고개를 가볍게 자주 들어 올려 주어도 참 좋다. 오뚝이처럼 해 보자. 잠시 수고의 시간을 보낼 때 고개를 숙일 수 있지만 늘 원래의 고개 위치가 어때야 하는지 기준을 세워 놓자. 수고하는 중에 자주 고개를 들어 숨 한번 크게 쉬자. 뇌와 심장에게는 그 잠깐 고개 드는 행위가 편안한 휴식이 될 수 있다.

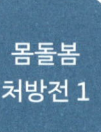

몸돌봄 처방전 1

처방 내역	뇌와 심장 안전거리 30cm 유지	
순번	처방 실천	행동
1	뇌와 심장의 안전거리 30cm 유지하는 삶의 생활습관을 만들어 간다.	매일 최소 3개월 평생습관
2	잠깐 고개를 숙이더라도 오뚝이처럼 금방 원래의 자세로 돌아온다.	매일 최소 3개월 평생습관
3	거울을 자주 보고, 업무용 책상 위에도 두고, 자주 자기 자세를 살펴본다.	매일 최소 3개월 평생습관
효능 효과	• 뇌압 상승으로 유도될 질환 (두통, 피로감, 치매, 뇌혈관질환 등) 예방 및 개선 효과 • 혈압 상승으로 유도될 질환 (가슴 통증, 고혈압, 빈맥, 심근경색, 혈관질환 등) 예방 및 개선 효과	

자기돌봄의학(Selfcare Medicine)

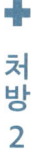

처방 2

심장수명, 30억 번의 박동 관리

아프도록 수고한 이들의 심장박동 소모

평생 인간의 심장은 몇 번이나 뛸까? 답부터 말하자면 약 30억 번이다. 개인적인 편차와 일반화 과정의 오류를 감안하더라도 이 30억 번의 심장박동수는 큰 차이가 없다. 누구에게나 공평하게 주어진 30억 번. 이 한정된 박동수를 일정 기간 과하게 사용했을 경우 그만큼 수명은 줄어들 수 있다.

수고하고 아픈 이들의 심장은 그동안 어땠을까? 분명 더 많이 뛰었고, 더 많이 사용되었을 것이다. 건강한 성인의 안정시 심박수는 분당 60-80회 정도이다. 아프도록 수고한 이들은 지금까지 분당 100회 이상 심장을 박동해야 했던 순간들이 많았을 것이다.

일 자체에 대한 압박감보다 스스로 부여하고 짊어진 책임감이

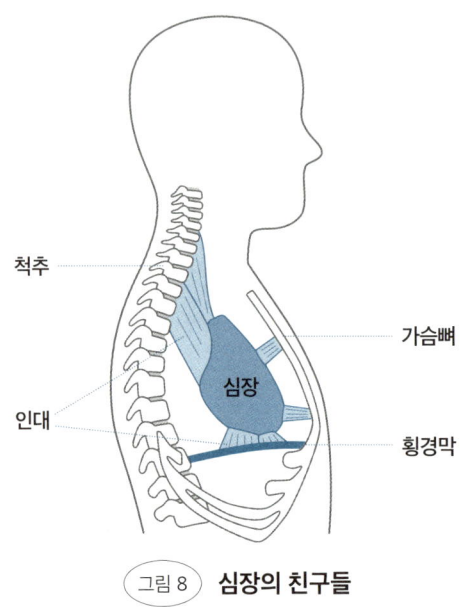

그림 8　**심장의 친구들**

심장은 혼자 뛰지 않는다. 척추와 가슴뼈, 횡격막이 인대로 연결되어
심장의 박동을 돕는다.

높기 때문이다. 언제 발생할지 모를 변수와 그에 대한 대처를 잘해 오다 보니 안정기에서도 기본 심박수가 상대적으로 높아지기도 한다. 때론 심장이 터질 것 같고, 빈맥이 찾아와 놀란 가슴을 쓸어내리며 급히 검진을 해 본 경험도 있을 것이다. 가족력이 없는데도 고혈압 단계를 넘나들며 약 복용을 권유받기도 했을 것이다.

　아프도록 수고하는 동안 한정된 평생 심장박동수에서 많이 끌어와 사용했기에 수명이 짧아질 수 있다. 산술적으로 심박수가 10회만 빨라도 수명은 10년 이상 줄어든다. 수명을 결정하는 요인과 변수는 다양하기에 심박수만으로 수명을 단정 지을 수는 없지만, 심장질환 발생률이나 사망 위험을 높이는 것은 분명해 보인다.[84,85]

심박수가 빠르다는 것의 의미는 무엇인가. 압박감이다. 능력 있는 일 처리를 위해 온몸은 더 많은 산소를 필요로 하고, 이에 교감신경은 심박수를 높이고 혈압을 높인다. 능력 위에 놓인 책임감도 심장의 압박에 한몫한다.

심장은 친구 도움 없이 홀로 박동할 수 없다

뇌줄기Brainstem에서 심장이 박동하도록 끊임없이 전기적 신호를 전달한다. 뛰어야만 하는 운명이다. 심장근육은 생각보다 연하고 부드럽다. 이두박근 크기의 심장은 이두박근처럼 강하지 않다. 24시간 멈추지 않고 계속 팔을 접었다 펼치며 움직여 보라. 단 몇 시간도 어렵다. 근육에 경련이 날 것이다. 너무 많은 수축으로 인해 근섬유에는 젖산을 포함한 찌꺼기 단백질이 축적될 것이다. 이 부산물들은 통증을 유도할 것이다. 더 움직이고 싶어도 팔을 들어 올리기가 버거울 것이다. 결국 한계를 마주하고 멈출 것이다.

하지만, 누군가 내 팔을 잡아 주고, 또 누군가는 내 팔을 대신 들어 올려 주면 어떨까? 그럼 하루 종일도 움직임이 가능할 것이다. 심장도 마찬가지다.

심장은 절대 혼자서 박동을 할 수 없다. 심장 주변에 심장의 박동을 도와주는 친구가 있다. 해부를 해 보면 '우아!' 하고 감탄사가 나온다. 심장을 도와주기 위해 주변 친구들이 서로 연결된 것을 보노라면 감동스럽기까지 하다.

우선 심장은 심막 Pericardium이라는 옷으로 덮여 있다. 이 심막은 내부의 긴 인대를 통해 위쪽의 목과 등척추 8개와 연결되어 있다. 즉, 목이 좌우로 그리고 위로 움직일 때마다 심장을 당겨 위로 들어 올려 준다. 심장 아래로는 횡경막 Diaphragm이 24시간 심장을 받쳐 주고 움직여 준다. 앞쪽으로는 가슴뼈에 심막이 인대를 통해 연결되어 있어 횡경막과 함께 숨을 쉴 때마다 심장의 박동을 도와주고 있다.

쉼 없이 달려가는 심장에게는 주변에 이렇게 든든한 평생 친구가 있다. 만일 이 친구들이 긴장된 상태에서 오래 경직되어 있으면 심장도 긴장되고 경직된다. 친구들의 도움이 적어지거나 멈출 때 심장도 결국 30억 번을 다 채우지 못하게 된다.

수고하며 홀로 고군분투해 온 심장

수고하며 살다 보면 심장을 도와주는 친구들은 아마 많이 지쳐 있고 굳어 있을 것이다. 심장을 위에서 당겨 올려 주는 목과 등은 경직되고 많이 숙여 있을 것이다. 숨죽이며 무거운 마음의 압박을 견뎌 온 횡경막도 긴장되어 있을 것이다. 숙여진 고개로 압박을 받았던 가슴뼈도 예전만큼 심장을 앞에서 당겨 주지는 못하고 있을 것이다.

심장은 심막 속에서 답답할 것이다. 빈맥으로 그 답답함을 풀어 보려 하지만 만만치 않을 것이다. 심장은 홀로 고군분투해 나가며 온몸으로 피를 지체 없이 보내 주기 위해 혈압을 끌어 올릴 것이다. 심장 친구들의 도움이 줄어든 상태에서 빠른 일처리를 할 때면 빈맥도 잦아지고 경련도 일어날 것이다. 심장 친구들의 근본적 변화 없이 약으로 혈압을 낮추는 것이 우선순위로 둘 문제가 아니다. 심장이 멈춰서지 않도록 변화해야 한다. 심장을 돕는 친구들부터 회복해야 한다.

휴식기 심박수를 낮추고, 심장 친구들을 돌봐 주자

아프도록 수고하며 과용했을 심장의 박동수를 어떻게 보상할 수 있을까? 휴식기에 적정 심박수는 분당 60-80회로 본다. 휴식기 심박수의 불안정과 상승은 심혈관질환의 위험 요소가 될 수 있음이 입증되어 왔다. 특히 심근경색과 뇌졸중의 위험성이 통계적으로 더 높은 보고가 있다.

성공을 이룬 이들은 삶과 일의 구분이 별로 없다. 24시간 늘 내가 책임진 그 일과 연결되어 있다. 그렇기에 쉬어도 심장은 일 모드에 습관화되어 있어 심장박동을 높이는 경향이 있다. 어떻게 해야 할까? 심장 친구들을 회복하고 천천히 숨을 고르다 보면 휴식기 심박수는 안정감을 찾게 될 것이다.

우선 심장을 위로 들어 올려 박동을 돕도록 목을 좌우로 움직여 보자. 그리고 턱을 들어 하늘을 쳐다본다. 그러면 목에서 시작해 기도와 식도를 감싸고, 심장을 덮고 있는 심막까지 연결된 깊숙한 막Fascia과 인대가 이완된다. 고개를 들어 준다는 것은 심장에 여유를 준다는 것이다. 고개를 든 상태에서 가슴뼈를 크게 확장하며 숨을 쉬어 보자. 호흡의 과정이 심장의 박동을 물리적으로 도와준다. 고개를 숙인 상태에서 숨 쉴 때의 느낌과 비교해 보라. 심장이 얼마나 편하게 박동하는지 바로 느낄 수 있을 것이다.

깊은 복식호흡을 통해 횡경막을 천천히 움직이기 시작하면 횡경막 위에 놓인 심장도 시소가 움직이듯 덩달아 움직인다. 그 편안한 움직임의 리듬이 심장에게는 필수다. 심장근육에 축적된 젖산과 부산물들이 주변 림프관으로 배출되기 위해 누군가가 심장을 편안하게 움직여 주어야 한다. 이것을 횡경막이 해 준다. 심장근육을 정화해 주고 보듬어 주듯 심장을 편안하게 해 주는 역할을 하는 것이다. 이쯤만 해도 심박수는 안정을 찾고, 심장 주변 친구들도 편안한 단계로 진입하게 될 것이다.

이렇게 호흡을 천천히 해낼 수 있도록 몸의 환경을 바꾸어 나가게 되면 어떻게 될까? 국제심장학저널International Journal of Cardiology에서 편안한 호흡이 심장박동수와 혈압에 영향을 미친다는 연구를 발표했다. 의도적이고 선택적으로 호흡을 조율해서 자율신경을 안정시켜 내는 것이다.[86] 호흡 속도와 호흡 패턴을 안정시키면 교감신경의 과활동이 줄어 결과적으로 몸 전체적으로 혈관이 확장되고 심장박동도 안정되어 혈압도 낮아진다.[87]

편안히 숨을 쉬며 심장의 친구들인 목과 가슴뼈와 횡경막을 편안하게 만져 보라. 심장이 편히 박동하고, 이완에서 오는 깊은 한숨을 내쉬게 될 것이다. 진리가 단순하듯, 심장의 회복을 위한 방법도 간단하다. 다만 그것을 습관화하여 삶에 적용하는 것이 어려울 만큼 바쁜 시대에 살고 있는 것이다.

아프도록 수고한 당신은 한정된 30억 심장박동수를 많이 끌어써 왔다. 당신의 수명이 단축될까? 이제부터 쓰기 나름이다. 심장의 친구들을 돌봐 주고 생활에서 심장에 여유와 휴식을 부여한다면 당신의 심장은 이전보다 오히려 더 튼튼하게 단련될 수 있다.

육상선수의 심장박동수는 누구보다 빠르게 사용되지만 운동시간만큼 충분한 휴식을 취하면 한 번의 박동에 많은 혈류를 몸으로 보낼 수 있는 강한 심장을 가지게 된다. 당신의 심장도 그럴 수 있다. 이제 일을 할 때는 심장의 친구들을 매일 돌봐 주며 함께 박동하고, 휴식할 때는 편히 호흡하며 안정적인 박동을 유지하면 된다.

묵묵히 함께 뛰어온 심장 위에 손을 대고 고마움을 표현해 보자. 그리고 다음의 처방전을 매일 삶으로 실천해 보자.

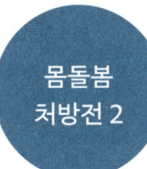

몸돌봄 처방전 2

처방 내역	심장수명 연장	
순번	처방 실천 설명	행동
1	목을 좌우로 끝까지 천천히 돌려 준다. 양쪽 끝에서 5초 머무르며 깊은 호흡을 한번 크게 내쉰다.	한번에 10회 하루 3번
2	턱과 함께 고개를 천천히 들어 준다. 들어 올린 상태에서 5초간 머무르며 깊은 호흡을 한번 크게 내쉰다.	한번에 10회 하루 3번
3	양손을 가슴에 올리고 양손이 앞으로 움직일 정도로 숨을 깊이 들이쉬고 천천히 내쉰다.	한번에 10회 하루 3번
4	양손을 아랫배에 올리고 양손이 위아래로 움직일 정도로 숨을 깊이 들이쉬고 천천히 내쉰다.	한번에 10회 하루 3번
효능 효과	• 심장 편안 • 호흡 편안 • 심장박동과 혈압 안정에 기여 • 30억 번의 심장박동수를 건강하게 절약	

자기돌봄의학(Selfcare Medicine)

처방 3

척추디스크, 100년 사용법

압력을 흡수하는 척추디스크

나는 4년간 척추디스크 환자들의 회복을 위한 임상연구를 진행했다.[88-90] 평생 시장에서 재봉틀로 수선점을 하다가 디스크가 터져 병원에 실려 오신 어머님, 뜨거운 태양빛 아래에서 허리 숙여 밭일을 하다가 디스크가 터져 병원에 실려 오신 아버님, 밤늦게까지 프로젝트 완성을 위해 작업하다 목디스크가 터져 뒷목을 잡고 병원 복도를 부축받으며 걸어온 여성 CEO까지, 디스크 수술을 받은 환자 총 278여 명을 마주했다.

몸의 압력을 견뎌 내는 디스크가 터져 나오게 되면 척추기둥은 기울고 전체 높이가 낮아진다. 디스크는 척추 사이 작은 공간에서 빠져나오는 신경을 압박해 염증을 일으킨다. 그래서 통증과 저

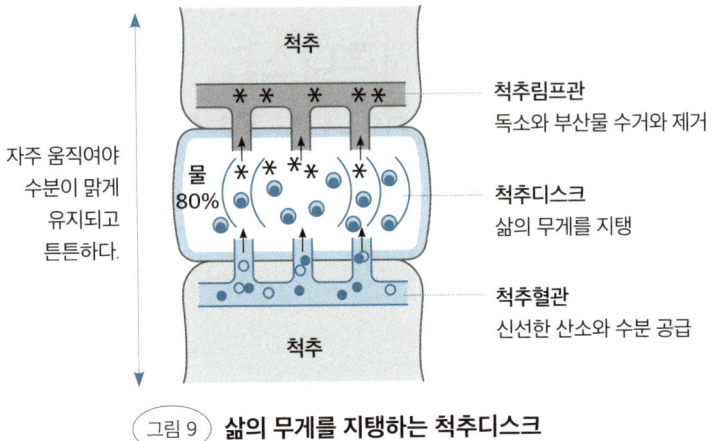

그림 9 삶의 무게를 지탱하는 척추디스크

척추디스크도 호흡이 필요하다. 몸을 자주 움직여 주면 산소와 영양분 공급이 잘된다.

림 증상이 나타난다. X-ray는 척추의 기울임과 높이를 보여 준다. MRI는 디스크의 돌출을 보여 준다. 의사는 최선을 다해 현상을 빠르게 제거해 주는 첨단의 조치를 해 준다. 정도에 따라 시술 또는 수술을 통해 이 현상을 일시적으로 해결해 준다. 환자는 증상이 사라지면 나았다고 생각한다. 수술로 근본 원인까지 치료가 되었다고 생각한다.

하지만 어떤 시술과 수술도 디스크에 압력을 가한 근본 원인을 제거하는 것을 목적에 두지 않는다. 디스크에 부여된 압박의 원인은 제거되지 않고 여전히 몸에 남아 있다. 때론 숨어 있다. 증상이 잠시 호전되었으나 원인에 대한 인식과 변화 없이는 재발은 시간 문제다. 몸의 환경을 바꾸지 않고 그대로 둔 상태이기 때문이다. 이렇게 분명한 이상신호가 왔을 때, 단순히 증상을 완화시키는 처치가 아니라 원인을 찾고 돌봐 주면 재발은 예방되고 더 건강해지는 기회가 된다.

X-ray와 MRI가 보여 주지 못하는 것

각자의 삶의 무게를 기계가 다 보여 주지 못한다. 디스크에는 그 사람의 삶과 사연이 담겨 있다. 디스크질환이 생기는 이유는 저마다 다 다르다. 허리디스크 환자 경우, 증상은 허리에 있지만 그 원인은 목의 문제가 출발점인 경우가 많다. 수고하는 동안 목이 긴장되고, 고개를 숙이는 자세를 계속하면, 이 기울어짐으로 인해 목척추와 등척추가 머리와 어깨 무게를 더는 감당하지 못하고 허리로 보내게 되는 것이다.

또한 어린 시절 포함해 과거 발목이나 무릎 등 다리를 다친 경우, 그것을 보상하기 위해 허리에 힘을 많이 주는 습관이 몸에 밴 경우도 많다. 이런 만성 습관이 디스크에 무리를 주게 되는 것이다. 원인은 이렇게 숨어 있는 경우가 대부분이다. 진짜 원인을 찾으려면 그 사람의 지나온 삶을 들여다보아야 한다.

하지만, 무엇보다 디스크에 가장 많은 압력을 가하는 근본 원인은 마음에 있다. 마음의 긴장은 교감신경을 통해 척추 주변의 속근육을 굳게 한다. 척추 사이를 연결하는 근육이 굳어지면 척수 사이에 위치한 디스크는 압박을 받는다. 마음의 긴장이 속근육의 긴장을 유도해 척추와 척추디스크를 압박하고 움직임을 제한한다.

척추디스크 건강에 핵심이 되는 것은 디스크 내부에 수분과 영양을 공급하고 노폐물을 제거해 주는 순환에 있다. 그런데 이 순환을 가능하게 해 주는 혈관들이나 림프관들은 이 속근육들을 관통해서 지나가거나 사이로 지나간다. 그러니 속근육이 긴장되면 혈관과 림프관을 압박한다. 그리고 척추가 움직이는 힘을 빌려 순환을 하는 혈관과 림프관의 순환력은 척추의 경직으로 인해 더 떨어지게 된다. 그래서 디스크로 수분과 영양분 공급이 줄고, 노폐물 배출도 어렵게 된다. 디스크가 탁해지고 약해지는 이유다.

디스크는 수분이 약 80%를 차지한다. 수분이 압력으로 빠져나가기 시작하면 디스크는 상당한 압박을 견뎌야 한다. 약해질 수밖에 없다. 한 시간 이상 미동 없이 앉아 있기만 해도 디스크의 수분은 금세 빠져나간다. 아프도록 수고한 이들은 고개를 숙이는 일이 많다. 몸 구석구석 통증이 있어도 진통제와 근육이완제로 증상을 일시 제어하고는, 자기를 돌볼 시간을 빼서 해야 하는 일에다 사용했던 것이다. 그렇게 통증은 익숙해져 가고, 디스크는 소리 없이 약해지게 된 것이다.

디스크에 압박을 주는 삶의 하중과 그로 인한 마음의 긴장들은 X-ray와 MRI를 세밀하게 관찰해도 볼 수 없다. 바쁜 현대사회에

발맞춰 빠른 회전율과 수익 창출이 요구되는 병원 시스템에서는 삶의 무게를 재어 보기 위해 환자의 이야기를 충분히 들을 수가 없다.

삶을 무겁게 만드는 몸의 습관을 견뎌 낸 척추디스크

재봉틀 바느질로 평생 홀로 자식을 키워 오신 한 어머님은 디스크가 터질 정도로 일을 하셨다. 오 남매를 출가시키고 이제는 일을 안 해서도 되지만, 자식들도 이제는 쉬라고 하지만 어머님에게 수선집은 본인의 삶과 하나가 되어 있었다. 그런 어머님이 디스크 수술 후 다시 재봉틀 앞에 앉았다가 디스크가 또 재발되어 오신 것이다. 이분에게는 일을 하지 말라고 백번 경고하거나 당장 수술을 하는 것보다 더 필요한 것은 일할 때 몸에 밴 습관을 제거하는 것이었다.

어머님에게서, 자식에게 경제적 부담을 주고 싶지 않은 마음, 직접 번 돈으로 손주에게 용돈을 주고 싶은 마음, 일흔 후반에도 여전히 경제활동이 가능하다는 뿌듯한 마음까지 제거할 수는 없다. 하지만 한번 앉으시면 두 시간 이상을 바느질에 몰두하는 몸의 습관을 제거해 드려야 했다. 어머님 마음을 공감해 드리며 X-ray가 보여 주지 못하는 원인들이 파악되도록 그 '사람'의 삶의 이야기를 듣는 시간이 필요했다.

어머님의 디스크는 남편 없이 홀로 오 남매를 키워야 했던 여인의 치열한 삶을 견뎌 왔다. 요추 4번과 5번 사이에서 삶의 무게를 견뎌 온 디스크가 터질 때까지 일을 하고 또 한 것이다. 터져 흘러내린 디스크는 모성애로 가득하고 인간의 숭고한 희생을 보여 준다. 이분의 디스크는 이미 다른 병원 수술대에서 눈물을 닦아 내듯 숙련된 손에서 안전하게 제거된 상태였다.

이제 아직 잘 견뎌 주고 있는 요추 3번 아래 디스크와 허리 끝의 디스크를 돌봐 주어야 할 차례다. 다시 수술대에 오르지 않고, 남은 삶은 이 디스크들을 아끼고 가꾸며 사는 삶을 살아 내시면 된다. 그것이 디스크 제거술 이후에 필요한 근본 재활이었다.

시골에서 농사를 지으시다 밭에서 일어나지 못하고 실려 오는 어르신들이 있다. 이분들은 쓰러지실 때까지 일을 하신다. 수고하는 삶이 습관이다. 그 습관에는 가족에 대한 사랑이 있다. 내가 지은 쌀과 과실로 여전히 자식에게 무언가를 줄 수 있는 기쁨과 존재감이 부여되어 있다. 그래서 디스크가 터져 나와 수술하고도 다시 밭으로 향하는 것이다.

이제 밭일을 그만하시라는 말은 어르신들에게는 결코 쉽게 받아들여지지 못한다. 어르신들의 평생 몸에 밴 습관을 제거하기 위해서는 '함께함'이 필요하다. 함께 여행하면서 함께 쉬어 보는 습관. 밭일을 줄여도 당신들이 여전히 필요한 존재라고 느낄 수 있는 표현과 새로운 임무를 드려보는 것이다. 이것이 디스크 재발을 예방하고 수술 후 회복을 위한 근본 재활이다.

아프도록 수고한 이들은 목디스크에 문제가 많다. 목근육은 감정근육이 많이 차지한다. 마음으로 애를 쓰고 집중하다 보면 가장 먼저, 가장 많이 굳어지는 것이 목근육이다. 쉬고 싶지만 쉴 수 없는 삶의 사연이 있고, 쉬어도 힘이 빠지지 않을 만큼 마음의 신경 씀이 있다. 그렇다고 일을 그만둘 수도 없다. 그만둔다고 해결되는 것이 아닌 경우도 많고, 새로운 일을 시작한다고 해도 마음과 몸의 부담은 그대로 목디스크로 향할 것이다. 우리가 그만두고 바꿔야 할 것은 자기를 돌보지 않는 습관이다. 수고하는 중에 자기 몸과 마음을 살펴보는 중요성을 알고, 삶의 건강 습관 목록에 올려두면 된다. 이것이 건강한 삶이다. 방법을 배워 보자.

척추디스크 근본 회복을 위한 셀프 습관제거 수술

우선 마음이 가벼워야 디스크에 실리는 압박도 가벼워진다. 마음의 여유에서 일의 효율성도 찾아온다. 내가 해야 할 일 앞에서 마음의 긴장을 주는 습관이 있는 것을 알아차려 보자. 앉아 있든, 서 있든, 어떤 일을 할 때, 먼저 크게 심호흡을 하고 일을 시작하면 좋겠다. 일을 위해 내가 있는 것이 아닌, 나를 위해 이 일이 있음을 상기하며 마음을 여유롭게 해 보는 습관도 가져 보자. 앉아서 업무를 보아야 할 때, 한 번도 일어나지 않고 1시간 이상 앉아 있는 것은 디스크의 수분을 많이 빠져나오게 한다.

디스크는 스펀지 같다. 잠시라도 10초 정도 일어나거나, 앉은 자리에서 가볍게 엉덩이를 한번 들어 주고 허리를 돌려만 주어도 수분이 다시 디스크로 합류할 수 있는 여유를 준다. 참 간단한데 이것이 쉽지 않다. 그래서 자리에 앉을 때는 되뇌어야 한다. '그래, 열심히 하자. 그러나 디스크에 쉼을 주자' 하고. 알람을 맞춰 매 30분에서 1시간 간격으로 잠시 일을 멈추는 습관을 만들어 보자.

고개를 들고 심호흡 5번, 고개를 좌우로 5번 그리고 허리도 좌우로 5번. 이 잠깐의 움직임이 디스크에도 신선한 혈액을 공급해 준다.[91] 혈액 속 양분과 산소는 디스크 재생 물질을 생산해 내는 세포들에게 공급되어 이들의 활동과 생산이 증가한다.

마음돌봄 처방들이 디스크 건강에도 큰 도움이 된다. 마음의 긴장이 완화되면 우리 배 속 장기들의 긴장을 낮추어 준다. 장기들은 복막에 둘러싸여 있다. 그리고 그 복막의 대부분은 척추에 매달려 있다. 마음 긴장으로 유도된 복막과 장기의 긴장은 외부의 척추에도 압박을 가한다. 결국 척추와 디스크는 몸뿐 아니라 마음의 무게도 견뎌 낸다는 말이다.

오래 고개를 숙이고 있거나, 오래 앉아 있는 습관들을 제거하고, 마음을 가볍게 하고 몸을 자주 움직여 주는 새 습관을 이식해 보자. 4년 간의 임상연구를 통해 알게 된 척추디스크 예방과 재활의 핵심은 이와 같은 몸과 마음의 작은 습관 바꾸기였다.

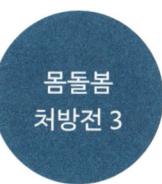

몸돌봄
처방전 3

처방 내역	척추디스크 관리	
순번	처방 실천 설명	행동
1	앉아서 일하기 전 나를 돌보기 위한 마음가짐을 한다.	항상 자기 돌봄 태도
2	턱과 함께 고개를 천천히 들어 준다. 들어 올린 상태에서 5초간 머무르며 깊은 호흡을 한번 크게 내쉰다.	건강 습관 셋업
3	잠시, 10초라도 일어서 허리와 목을 움직여 디스크에 수분을 공급하도록 유도한다. 고개를 들고 심호흡 5번, 고개를 좌우로 각 5번 움직인다. 앉아서 허리를 좌우로 5번 돌린다.	수시 10초 이상
효능 효과	• 척추디스크질환 에빙 및 통증 개선 • 척추디스크 수술 후 재발 방지	
	자기돌봄의학(Selfcare Medicine)	

처방 4

뇌 디톡스, 500ml의 순환

마음의 애씀으로 뇌 속에 쌓이는 산소매연

어느 날, 드라마 작가 한 분이 다급히 오셨다. 드라마가 이어지는 중간에 메인 작가가 바뀌었다고. 시청자의 반응에 따라 대본에 변화를 주고 시청률을 올리기 위해 전격 작가가 교체되는 카드가 사용된 것이다. 대본 마감을 해야 하는 데드라인 날짜와 시청자들의 요구, 스토리 전개에서 새로운 걸 내놔야 한다는 압박감으로 머리가 터질 것 같다고 했다. 그리고 뇌가 탁하고 멈춘 거 같다고 했다. 숨이 쉬어지지 않고, 마음의 공황이 수시로 찾아온다고 했다. 쉬고 싶어도 쉴 수 있는 여유가 없다고 했다. 밤샘을 하며 대본을 완성하고, 그것을 반복해야 하는 상황이다.

수고로 아픈 작가. 그 일상의 한 면이었다. 뇌 속에 쌓인 산소매연을 배출해야만 했다. 우리가 들이마시는 전체 산소의 약 30%는 뇌로 향한다. 뇌세포는 산소를 세포 안으로 들이마시고 그 에너지로 생각을 만들어 낸다. 자동차가 오일 연료를 사용해서 작동되고 그 결과 매연을 내뿜듯, 뇌세포들도 산소를 사용해서 활동을 하고 산소매연을 내뿜는다. 이 매연은 산소독소, 활성산소, 산소찌꺼기 등 다양한 이름으로 불린다.

뇌 속에 쌓인 산소매연이 치매의 출발

뇌 속에 밴 산소매연과 독소들을 제거해 주려면 뇌 속에 있는 샘물을 들여다보아야 한다. 뇌 속에는 4개의 샘물이 있다. 이곳에서 하루 500ml의 맑은 뇌척수액이 분출된다. 뇌척수액은 뇌 깊숙이 들어가 산소매연 찌꺼기들을 모아 뇌 밖으로 끌고 나온다. 일부는 머리뼈 아래 정맥 배출구로 내보낸다. 그리고 나머지들은 척수로 내려보내 그곳에 포진된 정맥 배출구로 내보낸다.

하지만 산소찌꺼기들을 제거하는 속도보다 쌓이는 속도가 빠를 때 이 찌꺼기들은 서로 엉겨 붙기 시작한다. 그러다 단백질 형태로 그 크기가 커져 버린다. 크기가 너무 커서 좁은 정맥 배출구로 나가지 못한다. 그리고 뇌 속에 축적이 된다. 이 찌꺼기 단백질을 베타아밀로이드 Beta-amyloid 라고 부른다. 이 찌꺼기 부산물이 바로 뇌세포의 염증을 일으키고 치매와 알츠하이머의 원인으로 지목되는 물질이다.[92] 이 물질들이 뇌를 탁하게 하고, 뇌기능을 퇴화시킨다.

한번 축적된 베타아밀로이드는 평생 뇌 밖으로 나오지 못하는 것이 의학 상식이었다. 하지만, 다행히 이 찌꺼기들이 배출되는 경로가 발견되었다. 바로 뇌를 덮고 있는 뇌막 속에 미세한 림프관들이 있고, 이들이 큰 사이즈의 찌꺼기를 배출해 주는 통로가 되고 있음이 관찰되었다.[93]

이 림프관 배출구들은 특히 머리 뒤통수 부분인 후두골 내부 뇌막에 많이 분포하고 있다. 그리고 뇌 속 베타아밀로이드와 큰 찌꺼기들이 림프관 배출구들을 통해 우리 목에 있는 큰 림프관으로 최종 배출되는 것도 관찰되었다.[94]

주목할 만한 것이 있다. 우리 목에 있는 감정근육 마음돌봄 처방 8인 흉쇄돌기근육 아래에서 바로 이 뇌 림프관들과 목 림프관들이 만난다는 것이다. 찌꺼기를 배출하기 위해 순환이 필요한 림프관들은 심장처럼 반드시 그들을 밀고 당겨 주는 근육을 필요로 한다. 목에 있는 이 감정근육이 뇌의 찌꺼기 배출을 돕는 주요 근육으로 설정되어 있다. 마음의 애씀, 산소매연의 축적, 베타아밀로이드를 배출하는 림프관, 그 림프관의 순환을 돕는 마음 감정근육의 연결고리가 놀랍다. 마음으로 애를 쓰는 과정에서 고개를 숙이고, 목이 긴장되고, 뇌의 노폐물이 축적되고 배출이 지연되는 악순환의 고리가 분명해진다.

뇌 속에 쌓인 산소매연이 만성통증과 피로감의 출발

치매가 찾아오기 전 오랜 기간 베타아밀로이드는 조금씩 신경염증을 유발할 수 있는데, 이때 염증반응으로 프로스타글란딘Prostaglandin과 같은 통증유발물질을 생성시킬 수 있다. 만성통증환자들의 화학적 특징을 규명할 때 언급되는 것이 뇌척수액 속에서 이 물질들이 증가하는 현상을 꼽는다. 뇌척수액은 뜨거워진 자동차 엔진이나 쉴 새 없이 일을 하는 컴퓨터를 식혀 주는 쿨링 시스템처럼, 수고하는 뇌를 식혀 주는 중요한 역할도 한다.

그래서 이 뇌척수액의 순환이 원활해야 한다. 순환이 더딜 경우 뇌는 달궈지고 뇌척수액 자체도 탁해진다. 느려진 순환은 뇌척수액 속 찌꺼기 물질들의 농도를 짙게 한다. 정화되지 못한 이 찌꺼기 부산물들은 신경계 전체를 예민하게 만들 수 있고, 피로감과 무기력감을 유도할 수 있다. 뇌의 이런 피로물질이 결국 몸과 마음의 피로감으로 이어진다. 뇌를 정화해 주는 뇌척수액의 순환이 너무나 중요해졌다.

과거에 비해 컴퓨터와 시스템의 발달로 사람은 많은 일을 짧은 시간 안에 해낸다. 하지만 고도의 집중과 사고가 요구되다 보니, 뇌의 산소 사용량이 높고 부산물의 축적도 빠르다. 뇌척수액이 원활히 순환되어야 축적되는 찌꺼기들을 뇌 밖으로 제때에 배출해 낼 수 있다.

뇌척수액의 흐름이 늦어지면 뇌 대사 부산물인 글라이신Glycine

농도가 증가해 혈압조절기능이 교란될 수 있다. 뇌척수액 순환이 더뎌지면 뇌압상승으로 인한 두통과 어지러움을 일으킬 수 있다. 뇌압상승은 심장이 뇌 속으로 혈액을 밀어 넣기 어렵게 한다. 결국 혈압이 높아진다. 이는 심혈관과 뇌혈관에도 부담이 된다.

뇌척수액의 순환을 돕는 장소 5곳

인체 내부 액체는 생명력을 유지하기 위해 순환이 필요하다. 멈춤이 없어야 한다. 순환을 위해서는 특별한 펌프가 필요하다. 혈액이 멈춤 없이 순환이 가능한 것은 심장이라는 펌프가 있기 때문이다. 그런데 뇌척수액은 심장처럼 끊임없이 펌핑을 해 주는 기관이 따로 없다. 뇌척수액에도 파도를 일으켜 그 물결이 뇌 전체를 정화할 수 있도록 하는 장치가 필요하다.

그렇다면 뇌척수액은 어떻게 순환이 가능할까? 다행히 몸속에 숨겨진 펌프 역할을 해 주는 비밀스러운 곳들이 있다. 뇌척수액 순환을 일으키는 비밀 장소는 바로 머리 앞뒤, 목, 척추, 골반에 있다. 이들이 경직되고 움직임이 줄어든다면 이는 바로 뇌척수액의 순환 지체로 이어진다.

수고하고 아프기까지 마음으로 많이 애를 쓰며 뇌 속에 산소찌꺼기를 많이 축적했다. 게다가 뇌척수액에 중요한 당신의 머리와 목과 척추와 골반은 경직되어 있을 것이다. 지난날 앉아 있는 시

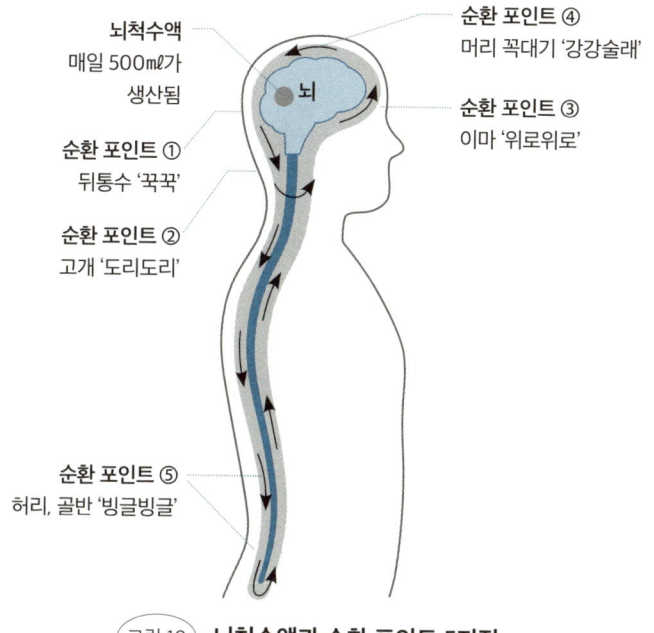

그림 10 뇌척수액과 순환 포인트 5지점

뇌척수액은 고이지 않고 잘 순환되어 맑아야 한다. 그렇지 않으면 신경이 예민해져 만성통증이 발생되고 축적된 부산물은 치매의 원인 물질이 된다. 뇌척수액이 시냇물처럼 흐르도록 해 주자.

간이 많았던 만큼 딱딱하게 긴장되고 굳어 있었을 것이다. 이제 뇌척수액 순환을 일으켜 주는 비밀 장소를 하나씩 알아가고 펌핑하듯 움직여 주자.[95,96]

첫 번째로 순환을 북돋울 수 있는 장소는 후두골 중앙이다. 흔히 뒤통수라 하는 머리뼈 뒤쪽을 만져 보면 중앙에 뾰족 튀어나온 뼈가 있다. 그 후두골의 중앙 바로 안쪽이 뇌척수액이 분비되는 곳이다. 의자에 기대어 이곳을 양손으로 지그시 눌러 주자. 뒤통수 '꾹꾹'.

두 번째 장소는 후두골 아래다. 이곳은 목 척추가 시작되는 지점이다. 놀랍게도 이곳에 깊이 위치한 근육이 뇌를 덮고 있는 뇌막과 연결되어 붙어 있다. 즉, 머리와 목을 상하좌우로 움직이면 뇌막이 따라 움직이며 그 아래에 지나가고 있는 뇌척수액에 파도를 일으켜 줄 수 있다. 고개를 위로 최대한 천천히 들어 올려 주고 다시 정면을 응시하자. 그리고 고개를 좌우로 천천히 돌려 주자. 이것을 열 번만 반복해 보자. 간단하고 쉽다. 그러나 그 어떤 것보다 가장 강력하게 뇌척수액의 순환파도를 일으켜 준다.

다르게 보면, 일상생활에서 가장 쉽게 굳어지는 곳이 이곳이다. 고개 숙여 무언가를 할 때 가장 먼저 힘이 들어가는 곳이다. 마음으로 긴장할 때도 가장 먼저 굳어지는 곳이다. 차분히 고개를 위아래 좌우로 움직이다 보면 뇌척수액의 흐름이 원활해지고 마음도 한결 차분해지는 것을 경험하게 될 것이다. 고개 '도리도리'.

세 번째 장소는 양쪽 눈썹 사이 굴곡진 부분이다. 이마뼈와 코뼈가 마주하는 지점이다. 양 엄지손가락을 미간 아래 콧대 양옆에 대고 위로 지그시 눌러 준다. 이마뼈를 밑에서 위로 들어 올려 준다는 느낌으로 해 보자. 이곳에서 시작해 뇌의 가장 핵심 기능을 하는 전두엽이 있는 이마 앞부분까지 꾹꾹 누르며 올라가자. 전두엽은 뇌의 그 어느 곳보다 산소를 많이 쓰는 곳이고 빠른 찌꺼기 배출이 필요한 곳이다. 순환이 원활하지 않을 경우 이성적 사고와 판단, 창의력 같은 전두엽 기능이 영향을 받을 수 있다.

그러나 뇌척수액이 이 경사가 심한 이마 언덕 위로 올라가기란 쉽지 않다. 더군다나 이곳은 자주 고개를 숙여서 뇌압도 높아져 있는 곳이라, 더 쉽게 정체되고 순환하기가 힘든 위치다. 그래서 숙인 머리를 들어 올리고, 이마 아래쪽부터 위쪽까지 지그시 누르며 올라가는 동작이 큰 도움이 된다. 이마 '위로 위로'.

네 번째 장소는 머리 꼭대기 부분이다. 이곳에는 두 개의 머리 천장뼈가 날개처럼 양쪽에 한 개씩 놓여 있다. 대뇌의 대부분을 덮고 있어 우리 몸의 천장에 해당된다. 두 개의 천장뼈는 서로 붙어 있지만 아주 미세하게 움직인다. 이 움직임은 뇌척수액이 머리 꼭대기를 지날 때 순환을 도와준다. 머리 감을 때처럼 머리 꼭대기 가운데 부분을 양 손가락들로 작은 원을 그리며 이완해 준다. 머리 꼭대기 '강강술래'.

다섯 번째 장소는 허리와 골반이다. 뇌 전체를 돌며 모은 산소 매연들과 찌꺼기 부산물들은 머리를 한 바퀴 돌며 일부는 머리뼈 내부 정맥혈관과 림프관을 통해 배출된다. 그 외 나머지는 중력이 이끄는 방향에 따라 척수로 내려간다. 뇌척수액은 척수를 감싼 척수막 아래로 순환한다. 이 척수막은 목, 등, 허리척추와 골반과 꼬리뼈에까지 붙어 있다.

뇌척수액은 꼬리뼈 근처까지 순환한 뒤, 다시 중력에 반대해서 두개강 속 뇌까지 올라간다. 그래서, 이제 목과 등뿐만 아니라 허리와 골반도 움직여 주어야 한다. 앉아서도 좋고 서서도 좋다. 양손을 허리에 올리고 골반을 빙글빙글 돌려 주자. 뇌와 골반의 기능적인 연결이다. 허리, 골반 '빙글빙글'.

지구의 자전과 공전 그리고 달의 연계는 밀물과 썰물의 파도를 일으킨다. 이 끊임없는 움직임들이 고여 있는 지구의 물을 순환시켜 맑게 정화시키는 보이지 않는 힘이다. 우리 몸도 다르지 않다. 생명이 있는 곳에는 순환이 있다. 우리 몸은 심장만이 아니라 몸 전체가 일정하게 움직여 주어야 건강한 상태를 유지할 수 있다.

아프도록 수고하며 애쓴 나의 뇌에 휴식을 주자. 뜨거운 뇌를 식혀 주고, 탁한 뇌를 맑게 해 주고, 무기력한 뇌에 500ml 뇌척수액을 공급해 보자. 뇌 디톡스로 참나의 삶을 창의력 계획하고 살아내자.

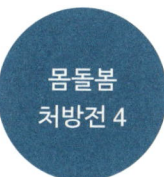

몸돌봄 처방전 4

처방 내역	뇌 디톡스	
순번	처방 실천 설명	행동
1	뒤통수 '꾹꾹'. 의자에 기대어 머리 뒤통수 부분을 양손으로 지그시 누른다.	5분
2	고개 '도리도리'. 고개를 위로 최대한 천천히 들어 올려 주고 다시 정면을 응시한다. 그리고 고개를 좌우로 천천히 돌린다.	10회
3	이마 '위로 위로'. 눈썹 사이 미간 아래 콧대 옆에 양 엄지손가락을 댄다. 지그시 눌러 위로 올려 주고 10초간 머문다.	10회
4	머리 꼭대기 '강강술래'. 머리 감을 때처럼 머리 정수리 부분을 양 손가락들로 작은 원을 그리며 이완시켜 준다.	10회
5	허리, 골반 '빙글빙글'. 양손을 허리에 올리고 골반을 빙글빙글 돌린다.	10회
효능 효과	• 상승된 뇌압이 안정되어 머리가 가벼워지는 효과 • 뇌 속에 축적된 부산물 배출로 머리가 맑아지는 효과	
	자기돌봄의학(Selfcare Medicine)	

처방 5

항암,
3가지 숲 되찾기

증상 뒤에 숨어 있는 원인을 바라보는 연구

이 모든 시작은 아내의 난산과 유산이었다. 그 일을 겪으면서 나는 응급 상황을 빠르게 대처해 준 의료진에 감사했다. 난산과 유산의 현상에 대한 원인은 모르겠다고 솔직히 말해 준 주치의에게 감사했다. 몸 안의 생리적 시스템이 누군가에게는 왜 작동이 잘 안 되는지 모르겠다고 해 준 야간 생리학 담당 교수님에게 감사했다. 이 경험은 증상 뒤에 숨은 원인을 찾아나서는 여정을 시작하게 해 주었다.

시간이 흘러 나는 4년간 척추디스크 수술 후 회복을 위한 임상연구를 진행했다.[88-90] 터져 나온 디스크 돌출 증상을 경쟁적으로 빠르고 아프지 않게 제거해 준다는 광고판들을 보며 되뇌어 본다.

왜 이 환자의 디스크는 터질 정도가 되었을까? 어디에서 압력이 시작되었을까?

미술 조각이나 그림 작품 하나를 보아도 우린 그 작품에 담긴 작가의 삶을 떠올려 본다. 어떤 마음으로 어떤 배경에서 이 작품 하나를 이끌어 내었을까 한참을 본다. 사람은 더 깊이 더 오래 보아야 하지 않을까? 병원 가서 '사람' 환자가 허리 아프고 저리다고 하면 의사는 X-ray와 MRI를 본다. 이미 정해진 솔루션 안에서 약과 주사 그리고 수술이 진행된다.

같은 바다를 주제로 한 작품이어도 모든 작가의 표현이 저마다 다르듯, 같은 허리 통증이어도 사람마다 원인은 다를 텐데, 이 같은 치료는 획일적이다. '사람'과 '삶'을 살펴보는 것은 의학의 본질이고 예술이다. 사람의 이야기를 듣고, 삶을 공감해 주고, 변화를 위한 교육을 함께해 주는 치료가 원래 의학이었다. 지금은 그것이 사라진 의학 시대에 살고 있다.

그래도 그 안에서 보이지 않게 환자를 위해 더 나은 치료 방안을 고민하며 새로운 길을 개척해 내는 숨은 의료인들이 현대의학을 지탱해 주고 있다. 연구 디자인을 세웠다. 허리디스크 수술을 하기로 결정한 환자들에게 수술 후 재발되지 않도록 원인을 찾아 돌봐 주는 치료를 재활로 적용하기로. 그래야 최선을 다해 수술한 의사의 노력이 헛되지 않고, 그래야 환자도 수술 후 회복 상태가 지속가능해진다.

허리척추디스크 돌출의 원인은 사람마다 모두 달랐다. 근본 원인이 몸에서, 마음에서, 삶의 습관에서 때론 과거의 부상에서 찾아볼 수 있었다. 허리 외에 다리에서부터 감정에 영향을 받는 내부 장기들과 목과 어깨의 감정근육을 거쳐 머리 주변까지, 아프도록 수고한 그 몸 전체를 치료하는 것을 재활치료 프로토콜에 넣었다.

재활치료를 하는 치료사들에게는 교육을 통해 환자의 마음을 살펴 주고, 이야기를 들어주고, 디스크에 영향을 주었을 만한 삶의 습관들을 바꿔 주길 당부했다. 연구 결과, 환자들의 회복 속도 향상, 진통약물 사용 감소, 삶의 질 향상, 수술 후 기능장애 빠른 회복이 있었다. 2년 추적연구에서도 그 결과가 잘 유지되고 있었다.

이 연구는 보건정책 주제 발표에서 보건복지부 장관상 최우수 연구를 수상했다. 삶에서 누구나 한번은 겪는 허리의 아픔. 그 원인은 아프도록 수고함이라는 이야기를 나눴다. 그래서 자기를 돌보는 것이 허리디스크질환의 예방책이라 발표했다. 쉼 없던 수고로 디스크가 터져 결국 수술이 필요한 경우에도 재발을 막고 회복을 완성하는 것은 자기돌봄이라 발표했다. 아프도록 수고하는 국민들에게 수술의 보험 혜택만이 아니라, 자기돌봄의 가치와 방법을 알려 허리가 무너지지 않도록 하는 보건정책을 하자고 외쳐 보았다.

이탈리아 밀라노에서 열리는 오스테오파시의학 컨퍼런스_{Osteopathic Conference}에 초대되어 발표했을 때에도 동일하게 외쳐 보았다. 환자의 디스크에 배어 있는 염증과 신경 압박을 제거하는 치료 테크닉에만 머물지 말자. 그 로컬 치료를 검증하고 합리화하는 연구만을 '과학적'이라 포장하지 말자. 이렇게 디스크가 터질 정도로 쉼 없이 달려온 온몸과 온 마음을 돌봐 주는 전인치료를 창조해 보고 검증해 보자. 이것이 '참 과학'이고 '참 의학'의 방향이지 않겠냐라고 외쳐 보았다. 이 연구는 세계적으로 학술적 기여도가 높은 연구를 모은 SCI Science Citation Index급 논문으로도 등록되어, 관련 연구 분야에 다양한 국가의 연구에서 일부 인용되기도 했다.

아직 이 외침이 이 시대 통념으로 받아들여지기까지는 시간이 필요하다는 걸 느낀다. 그래도 이 외침에 동의하고 어디선가 각 분야에서 이 길을 걷는 의료인과 연구원이 있다는 걸 믿는다. 이걸 찾고 기다리는 아프도록 수고하고 있는 분들이 많다는 것도 잘 알고 있다. 외롭고 좁은 길이지만 가야 할 길을 먼저 개척해 가는 의료인을 응원해 주고 그 길을 믿고 따라와 줄 분들이 어딘가에 모여지는 날이 오기를 기대한다.

이런 활동을 이어 가던 즈음 어느 교수님과 의대 카페에 앉아 한참을 이야기하게 되었다. 나는 의대 졸업을 위한 공부가 아닌, 아내와 가족을 살리기 위해 공부한 경험을 나누었고, 그 교수님은 연구를 위한 연구에서 벗어나 환자의 증상이 아닌, 증상을 가진 '사람'을 따라간 경험을 나누었다. 독일에서 이 길을 먼저 열고 20년 이상 외롭게 걸어오셨던 교수님과 한국에서 이 길을 걷고 있는 나.

비슷한 고민을 함께 나누며 이 주제는 곧 사망 원인의 부동 1위를 차지하는 암으로 옮겨 갔다.

암세포가 가장 두려워하는 우리 몸속 NK세포

'암'이란 현상의 정확한 원인은 수십 년의 노력에도 아직 밝혀지지 못했다. 원인이 명확하다면 예방과 치료가 가능하고 암은 정복되었을 테지만 안타깝게도 그러지 못하다. 다만 분명한 것이 하나 있다. 우리 몸 안에는 이미 암세포를 직접 공격하고 사멸시키는 강력한 면역세포가 존재한다. 이를 자연살해세포 NK, Natural Killer Cell 라고 한다. 문제는 이 자연살해세포가 어느 순간부터 암세포 앞에서 위축된다는 것이다.

원래 이 세포는 암세포 앞으로 자신 있게 다가가 직접 암세포를 꼭 껴안는다.[97] 그리고 두 가지 효소를 분비시켜 암세포를 파괴한다. 첫 번째 효소 퍼포린 Perforin 으로는 암세포 표면에 구멍을 낸다. 그 구멍으로 주변 체액이 암세포 내부로 유입되어 암세포를 물리적으로 터뜨려 버린다. 터지기 직전에 두 번째 효소인 그랜자임 Granzyme 을 암세포 내부로 들여보내 암세포의 핵 속에 있는 DNA를 화학적으로 파괴한다. 암세포 입장에서는 가장 두려워하고 피하고 싶은 대상이 자연살해세포이다. 자연살해세포의 수가 일정하게 유지되고, 이들이 이 강력한 두 개의 효소를 분비하는 활동을

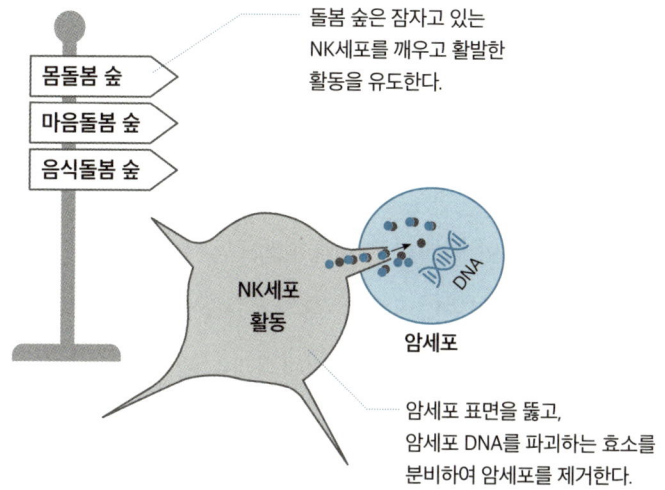

그림 11 **우리 몸속 자연살해(NK)세포가 암세포를 물리치는 법**
암은 NK세포를 무서워한다. 우리가 암을 무서워하지 말고, NK세포를 응원해 주자. 나를 돌보는 것이 NK세포를 돌보는 것이다.

활발히 하는 한 우리는 암을 두려워할 필요가 없다.

그런데 암환자의 경우는 바로 자연살해세포의 수가 부족하다. 여기에 더해 자연살해세포의 수가 충분함에도 암이 발병되는 현상도 꾸준히 나타나고 있다. 자연살해세포가 암세포를 마주하고 끌어안는 활동까지도 진행하지만 그 뒤 공격을 하지 않고 잠들어 버리는 것이다. 두 효소를 분비하지 않는 일이 관찰되고 있다. 즉, 활동을 하지 않는다는 것이다. 자연살해세포가 위축되어 있는 것으로 보인다. 왜 그런지는 아직 모른다. 다만 암의 치료에 중요한 것은 자연살해세포를 깨우는 것이다. 어떻게 다시 효소를 분비하고 활발히 활동하도록 해 줄 것인지, 도대체 무엇이 이들의 활동을 멈추게 하는 것인지를 밝히면 된다.

현행 가장 많이 적용되는 항암치료는 수술과 방사선치료, 약물치료이다. 이 세 가지 패키지는 상대적으로 다른 종류의 항암치료들보다 연구가 많이 이뤄졌고 대중적으로 적용되어 왔다. 하지만 이 치료의 가장 치명적인 단점은 항암치료 후 자연살해세포 수가 급격히 줄고, 이들이 분비하는 효소의 양이 크게 줄어든다는 것이다.[97-99] 항암 이후에는 이들의 활동성이 감소하기 때문에, 항암 후 재발을 방지하기 위한 대책이 필요하다. 항암 후 자연살해세포 활동 회복이 필요하다. 대화가 이 대목에 이르자 교수님은 비밀 이야기를 꺼내시듯 흥미로운 연구를 꺼내 드셨다.

숲이 NK세포를 깨워 준다

숲속 침엽수가 공기 중으로 뿜어내는 것 중에 피톤치드가 있다. 교수님은 피톤치드가 자연살해세포의 활동을 촉진하고, 항암단백질 효소를 이끌어 낼 수 있다는 연구를 발견하고 내게 꺼내 보여 주신 것이다.[100] 피톤치드를 액상으로 만들어 폐에 종양을 유도한 쥐에게 주입한 연구보고서가 있는데, 한 달이 되지 않아 종양의 크기가 현저히 줄어들었다고 했다. 이 보고서에 따르면 자연살해세포의 활동량도 크게 증가했다고 했다. 이 연구 사례를 내게 전하면서, 이제 은퇴를 목전에 앞두신 교수님은 무언가 강렬한 눈빛을 보내셨다.

나는 크게 심호흡을 했다. 그래, 해보자. 사전 임상연구가 없고 레퍼런스가 부족한 연구는 시작이 어렵다. 이미 길이 잘 닦여진 연구는 아니었지만 연구해야 할 가치는 충분했다. 자연살해세포를 깨우는 치료가 부족한 현실에서 조금의 가능성이 있다면 누군가는 개척해야 했다.

산림청에서 연구비를 지원받아 연구를 시작했다. 연구 대상은 유방암 환자로 잡았다. 유방암은 전 세계 여성들에게서 가장 많이 진단되는 암이다. 의학연구윤리심의위원회의 승인을 기다렸다. 위원회는 유방암 치료 중인 여성보다 치료 후 완치판정을 받은 여성을 대상으로 할 것을 권했다. 동의했다. 대상이 된 여성들은 완치판정을 받았지만 항암치료로 자연살해세포 수가 급감해 있고 동시에 효소의 분비량이 감소해 자연살해세포의 활동성이 낮은 상태였다.

연구팀은 자원해 주신 분들을 모시고 강원도 가평의 산속 숙소로 향했다. 출발 전 의대에서 혈액을 1차 검사했다. 2주간 숲속에 있는 숙소에 머물렀다. 2주 뒤 숲을 떠나기 전 2차 혈액검사를 했다. 그리고 마지막 3차 혈액검사는 다시 서울로 돌아와 일주일 뒤 대상자분들이 병원에 방문하셨을 때 이루어졌다. 숲속에서는 2주간 매일 2시간 산책을 하며 피톤치드에 노출되도록 했다. 식사는 영양사의 가이드를 받고 한식으로 하루 세끼 제공되었다. 오후와 저녁은 자유시간으로 가졌다.

자연살해세포 수와 효소 분비량에 대한 혈액검사 결과가 나왔다. 숲에서 채취한 혈액에서 자연살해세포 수가 1차 혈액검사보다 39% 증가된 것을 관찰했다. 자연살해세포의 활동성을 가늠하는 효소 분비량에서 큰 변화가 있었다. 퍼포린은 59%, 그랜자임은 152% 증가했다.

더 주목할 결과는 마지막 혈액검사였다. 도시로 돌아와서 시행된 3차 혈액검사에서 자연살해세포 수는 숲에서의 2차에 비해 감소를 보였다. 그러나 여전히 숲으로 가기 전 1차보다는 13%가 높은 수치였다.

모두의 탄성이 나온 결과는 효소의 분비량이었다. 3차 결과에서 퍼포린은 113%, 그랜자임은 459%까지 오히려 2차보다 더 크게 증가했다. 더구나 이 수치는 자연살해세포 수가 감소했음에도 효소량은 크게 증가했다는 사실이다. 즉, 자연살해세포의 활동성이 크게 증가했다는 말이다.

지금까지 그 어떤 연구도 이렇게 단기간에 자연살해세포의 활동성에 영향을 미친 결과를 보여 준 적이 없다. 나는 이 연구 결과를 논문으로 작성하여 유럽통합의학저널 European Journal of Integrative Medicine에 기고했다.[101] 통상 3개월이 걸리는 편집위원회의 심의가 고작 이주일만에 진행되어 회신이 왔다.

포레스트테라피

편집위원회는 논문에 큰 관심을 보이며 몇 가지 수정을 요청했다. 우선 피톤치드였다. '피톤치드가 자연살해세포 활동에 미치는 영향'이라는 제목에 대한 수정이었다. 피톤치드는 아직 선행연구가 많이 없고, 피톤치드가 이 모든 효과를 이끌었다고 단정할 수는 없다고 입을 모았다. 동의가 되었다.

편집위원 중 정신과 의사의 피드백이 있었다. 같은 유방암을 겪은 환자들이 2주간 한 공간에서 서로 나눈 공감과 우정이 분명히 영향을 끼쳤을 거란 거다. 심리적 안정이 항암에 탁월한 것은 이미 검증된 부분이다. 그리고 재활의학과 의사는 숲에서 이뤄진 산책을 주목했다. 운동의 항암효과를 언급했다. 이번에는 영양학자가 피드백을 남겼다. 정해진 시간, 채식 위주의 한식 역시 이 활동성에 영향을 주었을 가능성을 언급했다.

모두 동의되는 내용들이었다. 이 모든 것을 포함시킬 수 있을 '매직 워드'가 필요했다. 오랜 고민 끝에 숲치료, 포레스트테라피 Forest Therapy라고 정했다. 이 연구에서 포레스트테라피란 매일 운동으로 몸을 돌보고, 마음을 돌보고, 음식을 챙기는 삶을 말했다. 논문의 제목을 '포레스트테라피가 자연살해세포의 활동성에 미치는 영향'으로 다시 수정하여 투고하였고, 이 논문은 한동안 세계적으로 크게 주목을 받았다.[101]

이 논문을 발표한 뒤로 세계 최대 유방암컨퍼런스에 수년간 초대를 받았지만 나는 한 번도 가지는 않았다. 이 연구에 대한 일부 관련 의료인들이 보인 떨떠름한 반응 때문이었다. 우리에게 익숙한 약물이 아닌, NK세포를 실험실에서 배양해서 주입하는 방식도 아닌, 그저 자연에 가서 쉼을 가진 것이 이런 결과를 만들어 낸 것에 대해 일부 의료인들은 매우 어색해했다.

그들이 반대나 반감을 보인 건 아니었다. 하지만 뭔가 아쉬웠다. 숲이란 솔루션이 단순하고 쉬워도, 오히려 그것이 더 정교하게 몸 안에서 영향을 미칠 수 있음을 받아들이기가 왜 어려웠을까? 이 소중한 연구가 누군가에게 희망이 될 것이 분명하기에 이 연구가 낯설다고 평가 절하되기를 원치 않아 조용히 혼자 가슴에 간직하기로 했다.

이 연구는 보다 더 큰 규모의 연구를 수행할 이유와 가치를 충분히 제시했다고 믿는다. 물론 상업적인 연구 카테고리에 들어가지 않는 것은 분명하다. 하지만, 반드시 주목해 보아야 할 연구임에는 틀림없다.

내 삶에 잃어버린 3가지 숲을 되찾자

이 연구가 진행되고 10년이라는 시간이 지났다. 함께하신 교수님은 은퇴하셨고 수고한 연구원들도 각자의 삶의 터전으로 흩어졌다. 이 놀라운 결과는 과연 어떻게 나온 것일까? 왜 현대인들의 자연살해세포는 활동을 멈추고 잠들고 있는 것일까? 무엇이 위축되고 잠들어 있는 자연살해세포를 깨워 준 걸까? 이 연구의 저자로서 나는 지난 10년 동안 자주 이런 질문을 마주해 왔다. 그리고 점점 생각이 하나로 모아지기 시작했다.

'삶이란 숲. 내 삶의 숲. 나를 돌보는 숲. 그 숲의 상실과 되찾음'.

우리는 저마다 자기 삶의 숲에서 숨을 쉬며 살아간다. 그곳에서 지친 마음과 몸을 쉬게 한다. 그런데 지금 시대 우리는 우리의 숲을 잃어버린 채로 살고 있는 것 같다는 생각을 했다. 우리 삶에 있어야 할 3가지 숲. 우리 삶에 실현해야 하는 3가지 숲을 되찾아야 한다. 이 연구에서 대상자들이 한 것은 자신들의 3가지 숲을 다시 되찾은 것이란 생각이 들었다.

첫 번째는 내 몸이 편안하게 쉴 수 있는 숲. 두 번째는 내 마음을 편하게 이야기하고 누군가 나의 이야기를 들어줄 수 있는 숲. 세 번째는 편안하게 좋은 음식을 먹고 나눌 수 있는 숲이다. 이 세 가지 숲이 우리 삶에 있어야 하는 것이다. 이것을 잃어버리고 놓친다면 우리 몸속 자연살해세포는 힘을 잃고 잠들어 버릴지도 모른다. 경쟁의 프레임 위에서 숲을 가꾸는 것이 거추장스럽게 보이는 시대다. 나의 몸과 마음을 돌보고, 건강한 음식을 마련하는 시간이 미련하게 보이는 시대다.

이 경쟁의 프레임 위에서 '나다움'이 아닌 '남보다 나음'을 추구하는 사이, 우리는 '나의 숲'을 잃어버린 것이 아닐까. 아프도록 수고하다가 내 삶의 숲을 잃어버린 게 아닐까. 암은 그저 몸이 내게 보내주는 큰 신호이지 않을까. 이렇게 아프도록 수고하는 삶에서 다시 숲을 가꾸라고, 다시 숲을 찾으라고 말이다.

복잡하고 다양한 암의 원인들 속에서 암의 시작은, 수고하고 사느라 숲을 잠시 놓친 것이었다 생각한다. 그래서 다시 숲을 되살리면 암에서도 회복이 되리라 생각한다. 참건강이란 질병의 유무가 아닌 자신의 삶을 살아 내는 거라 정의된다. 자신의 숲을 다시 가꾸는 삶을 시작한다면 그것만으로도 충분하다는 마음이 든다.

내 삶에서 잃어버린 이 3가지 숲을 다시 회복해 보자. 내 몸속 자기돌봄시스템이 다시 자연살해세포를 깨우고 활동을 유도할 것이다. 이 3가지 숲을 가꾸는 삶에는 인생의 보람과 행복이 있을 것이다. 나의 숲을 공유하고 나누는 삶을 살아 보자. 아프도록 수고한 당신이 숲을 재건하고, 그곳에서 힐링하고, 그곳으로 누군가를 초대해 보자. 아픔으로 잠시 멈춰 섰지만, 그 멈춰 선 곳에서부터 다시 숲을 만들어 보자.

아픔은 나에게 건강의 숲을 가꿀 기회를 준 것이다.

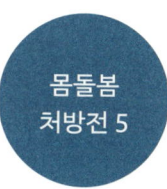

몸돌봄 처방전 5

처방 내역	항암 포레스트테라피	
순번	처방 실천 설명	행동
1	공원, 정원, 산책로를 산책하면서 내 몸을 돌볼 숲 만들기 친구와 대화를 하거나 종교 활동, 명상, 여행 등을 하면서 내 마음을 돌볼 숲 만들기 건강한 음식을 파는 식당에 가거나 손수 요리를 하면서 편히 음식을 먹을 숲 만들기	하루 1번
2	3가지 삶의 숲을 날마다 가꾸겠다는 다짐을 매일 아침 한다.	매일, 평생
3	돈을 위해 내 삶의 숲속 나무를 자르지 않는다.	평생 다짐
4	마음돌봄 처방 5, 6, 7을 같이 실천하면 항암에 효과가 있다. (자기존중 항암, 감사 항암, 용서 항암)	수시로 노트 기록
효능 효과	• 항암 기능을 하는 NK세포 활동 증대 • 내 삶의 숲 회복 및 번성	

자기돌봄의학(Selfcare Medicine)

처방 6

참건강수명, 부교감신경과 텔로미어의 만남

참건강수명이 중요하다

"건강하게 오래오래 사세요."

이 말 안에 우리의 모든 바람이 담겨 있다. 건강이란 질병의 유무가 아니라 내게 주어진 생명과 그 생명을 담아내는 몸과 마음을 돌보며 가치 있는 삶을 잘 살아 내는 것이다. 질병 없이 오래 사는 것이 건강수명이 아니라, 어떤 상황에서도 나를 잃지 않고 돌보며 살아가는 삶이 건강수명이다.

건강함의 증거는 행복이다. 행복하면 감사가 나온다. 감사는 내 삶을 존중하는 태도다. 그 태도는 어떤 상황에서도 긍정을 길러 낸다. 긍정은 스트레스에서도 건강을 추출한다. 어떤 상황에서도 나를 잃지 않고, 내 삶을 가치롭게 여기며, 나를 돌보는 매일의 삶들이 모이면 건강수명이 늘어나는 것이다.

참건강수명이란 단순히 질병 없이 오래 사는 시간이 아니라, 오늘 하루 건강하게 생명을 살아 내는 가치다. 참건강수명이 지속가능하도록 하기 위해 주목해 볼 만한 것이 있다. 내 몸 세포 속 염색체 끝자락이다.

나의 텔로미어 나이는 몇 살일까?

생년월일 기준의 나이 말고, 건강 나이를 이야기할 때 그 척도가 되는 것이 있다. 바로 텔로미어Telomere 나이다.[103] 100조 개의 세포라는 벽돌로 구성된 인체는 수명이 있는 동안 이 벽돌들을 주기적으로 바꿔 나간다. 오래된 것은 새것으로 교체한다.

각 세포의 가장 중심에는 핵이라고 불리는 특별 공간이 있다. 그 핵 속에 유전정보를 담고 있는 염색체가 스스로를 새것으로 복제한다. 스스로 복제를 해낼 때마다 염색체 끝부분이 조금씩 짧아지기 시작한다. 이 끝부분을 텔로미어라고 한다. 이 텔로미어 길이를 측정해 보면 남은 수명이 계산된다. 나이가 들면서 텔로미어 길이가 짧아지는 것이다.

생년월일을 기준으로 하면 각 개인들의 나이는 태어난 순서대로 정해진다. 하지만 텔로미어를 기준으로 하면 같은 출생년도라도 저마다 나이가 달라진다. 40대이지만 텔로미어가 빠르게 짧아져 60대로 나오는 사람들이 있다. 반대로 40대이지만 이십대 후반의 텔로미어 나이로 나오는 경우도 있다.

아프도록 수고한 이들의 텔로미어 길이는 어떨까? 아쉽게도 평균나이보다 더 짧아져 있을 것이다. 노화와 수명을 결정하는 텔로미어는 스트레스 노출, 수면 부족, 영양 불균형, 운동 부족 등 다양한 요인에 의해 짧아지는 것이 관찰되었다. 동일 연령의 평균 텔로미어 길이보다 짧을 경우, 주요 질환의 발병위험도가 높은 것이 연구되었다. 바로 심근경색, 심혈관질환, 뇌졸중, 당뇨, 알츠하이머, 고혈압 등이다.[60,61,104]

노화시계는 시간을 거슬러 거꾸로 흐를 수 있다

수고하며 달려온 지난 세월을 누가 되돌릴 수 있고 흐르는 시간을 어떻게 막겠냐고 할 수 있다. 하지만 텔로미어 수준에서는 그럴 수 있다. 텔로미어가 세월에 따라 짧아지기만 하는 것이 아니란 것이 밝혀졌기 때문이다.

희망적이게도 삶 속의 자기돌봄 실천들로 텔로미어의 시계를 지연시키고, 오히려 시간을 거슬러 텔로미어 길이를 늘려 더 젊은 텔로미어 나이를 이룰 수 있다는 연구가 있다.

이 희망의 발견을 해낸 하버드 의대Harvard Medical School, 존스홉킨스 의대Johns Hopkins School of Medicine, 캘리포니아대학교University of California 세

명의 교수들은 2009년 노벨의학상을 품에 안았다.[105,106] 이후 후속 텔로미어 연구들은 몸돌봄과 마음돌봄이 텔로미어 길이를 연장할 수 있음을 보여 주고 있다.

매일 30-40분의 조깅을 꾸준히 한 사람들이 약 9년 정도 텔로미어 나이가 젊게 나타난 관찰연구부터, 꾸준한 명상과 여가 시간의 증가가 텔로미어 길이의 증가로 이어진 임상연구까지 다양하다. DNA 정보가 일치하는 일란성쌍둥이조차도 후천적인 몸과 마음 그리고 식습관에 따라 텔로미어 길이가 달라질 수 있음을 확인했다.[107,108]

짧아진 텔로미어 길이가 다시 회복되고, 오히려 더 길어지는 이유는 무엇일까? 바로 세포 내 텔로미어를 만들어 주는 효소 때문이다. 텔로머레이스Telomerase라는 효소는 신체적 활동과 정신적 안정을 위한 활동을 지속적으로 했을 경우 그 세포 내 생산이 증가되는 현상이 발견되었다. 즉 몸과 마음을 돌보았을 때 텔로머레이스의 분비가 촉진되었다는 것이다.

모든 연구논문에서는 그 연구를 대표하는 키워드들을 제시한다. 텔로미어로 노벨의학상을 받은 연구의 논문을 살펴보면 하나의 핵심 키워드가 제시되었다. 모든 연구를 한 단어로 총정리한 것이나 다름없었다. 몸과 마음을 돌봄으로 텔로머레이스의 생산을 촉진하고 결국 텔로미어 길이를 길게 하는 그 핵심 메커니즘을 표현해 준 키워드였다. 그건 바로 '부교감신경'이었다.[54,106]

부교감신경이 지나가는 길에 건강수명의 비밀이 있다

텔로미어 길이는 부교감신경 활동과 관련 있는 것으로 연구되어 왔다. 부교감신경은 몸과 마음이 편안한 상태에서 활동한다. 그 반대인 교감신경은 몸과 마음이 긴급한 상태에서 활동한다.^{몸돌봄 처방 7} 텔로미어 길이가 짧을수록 부교감신경의 활동이 낮은 것으로 측정되었고, 이런 부교감신경의 억제가 텔로머레이스의 감소와 관련됨을 제시했다. 미주신경이라고도 불리는 부교감신경이 젊은 텔로미어 나이의 비밀이었다.

그렇다면 부교감신경은 언제 활성화될까? 몸과 마음이 이완되고 안정될 때이다. 부교감신경은 어떻게 활성화가 될까? 시각, 청각, 후각, 미각, 촉각 등 오감의 자극을 통해 부교감신경은 더 잘 깨어난다. 시각적으로 푸른색과 녹색이 부교감신경을 깨운다. 산이나 바다에 가도 우린 상쾌해진다. 하늘을 자주 바라보면 기분이 좋아지는 것도 이 때문이다. 청각적으로 파도 소리, 시냇물 소리, 빗소리, 귀뚜라미 소리 등 자연의 소리가 부교감신경을 북돋아 준다. 클래식 음악이나 스스로 허밍을 하는 소리도 그렇다.

후각적으로는 산책하면서 꽃향기와 나무, 땅과 풀의 냄새들을 맡을 때이다. 천연 에센스 오일을 아로마 향으로 쓰는 이유도 부교감신경을 깨우기 때문이다. 미각적으로는 천연재료로 만든 음식을 편하게 먹는 것이 부교감신경을 활성화시킨다. 마지막으로 촉각으로 부교감신경을 깨우는 방법이 가장 강력하고, 그 효능이

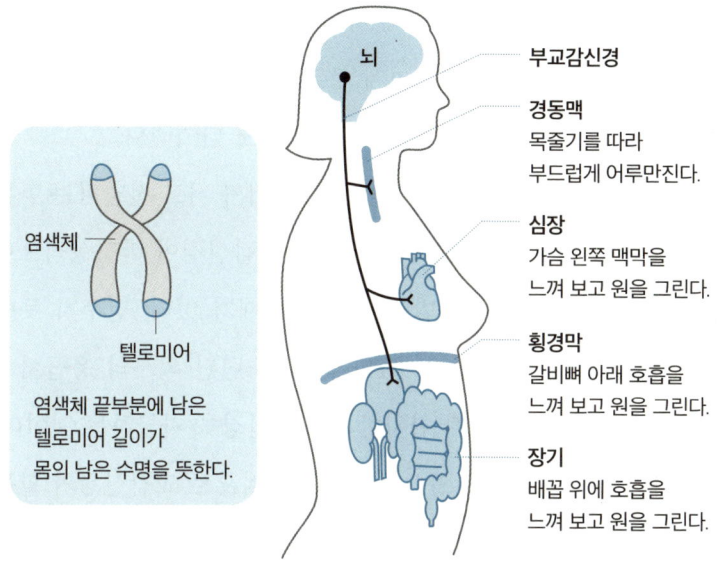

그림 12 부교감신경의 활성화와 건강수명의 길

부교감신경은 뇌에서 출발해서 경동맥, 심장, 장기들까지 이어진다. 부교감신경이 지나는 길을 부드럽게 어루만지면 몸과 마음이 편안해지고, 텔로미어 길이 변화로 건강수명이 길어진다.

검증되어 있다. 부교감신경이 지나가는 그 주변을 어루만져 주는 방법이다.

그렇다면 부교감신경을 공부해 보자. 부교감신경은 미주신경이라고도 한다. 이 신경이 지나가는 길을 편하게 해 주면 부교감신경은 활성화된다. 부교감신경은 뇌신경 12개 중 10번째로, 뇌의 아랫부분에 뿌리를 두고 있다. 굵은 두 신경 줄기는 하나씩 뇌에서 출발해서 두개골을 빠져나온다. 머리 뒤통수와 귀 아래쪽 사이 특별한 통로를 빠져나온다. 이제 부교감신경은 수십 개의 가지를 뻗으며 전신으로 향한다. 모든 장기들에게도 다가간다.

부교감신경은 목에서는 경동맥으로 들어가 뇌로 전달되는 혈류를 감지하고 조율해 주는 역할을 한다. 교감신경이 비정상적으로 심장에 작용할 경우 급성빈맥이 발생할 때가 있다. 멈추지 못할 경우 심장마비가 이어질 수 있다. 이때 숙련된 의사의 응급처치 방법 중 하나가 경동맥에 위치한 부교감신경을 자극하는 것이다. 부교감신경이 자극받아 활성화되면 반사적으로 교감신경의 활동을 멈추게 한다.

경동맥은 흉쇄돌기근육이라고 부르는 목근육 안쪽에 위치하고 있고, 손을 목에 갖다 대면 그 맥박을 쉽게 느낄 수 있다. 그래서, 응급할 때 목근육을 부드럽게 만져 주면 부교감신경이 자극되어 교감신경의 과작용이 낮아지고, 심장의 빈맥도 멈춘다.[109]

부교감신경이 지나가는 길을 내 손으로 부드럽게 어루만지면 그 신경을 편안하게 해 줄 수 있다. 이는 부교감신경의 활성화를 이끄는 자연스러운 자기돌봄 방법이다.[110] 부교감신경 주변이 압박받지 않고 그 주변 근육과 관절이 편안하게 움직이도록 해 주면 된다.

부교감신경은 횡경막을 관통해서 지나간다. 그렇기에 편안한 호흡 역시 부교감신경을 어루만져 주는 효과가 있다.

복부의 모든 장기에도 부교감신경의 가지들이 뻗어 있다. 배꼽을 기준으로 천천히 원을 그려 가며 배를 이완해 주면 된다. 부교감신경은 특별히 복부 장기들의 긴장에 민감하다. 왜냐하면 마음으로 신경을 쓰고 스트레스를 받으면 장기들이 수축되며 긴장해 버리기 때문이다.

부교감신경은 이걸 놓치지 않고 뇌에 이 사실을 알려 준다. 뇌는 부교감신경을 통해 장기들이 긴장된 것을 '감정이 좋지 않은' 상태라고 해석한다. 이에 배를 어루만져 준다. 배를 어루만져 주는 것은 내 마음을 어루만져 위로해 주는 것이나 마찬가지다. 배를 어루만져 주고 따뜻하게 해 주는 문화를 전 세계 어디서든 살펴볼 수 있는 이유가 바로 부교감신경의 어루만짐 때문일 것이다.

부교감신경을 돌보는 삶, 건강수명의 완성

몸과 마음이 이완될 때 부교감신경이 활성화되어 텔로미어 길이가 유지되고 연장될 수 있음을 살펴보았다. 부교감신경과 관련 없는 만성질환은 없다. 만성질환 발병에는 부교감신경의 억제가, 만성질환의 회복 메커니즘에는 부교감신경의 활성화가 긴밀하게 연계되어 있다.

이에 대한 연구는 이 책을 다 할애해도 부족할 정도로 많다. 아프도록 수고하는 삶에서는 부교감신경보다 교감신경이 더 많이 활동을 한다. 그로 인해 24시간 긴장의 끈을 놓지 못하고, 꿈에서도 책임져야 할 일을 생각할 정도니 말이다.

하지만 이제 어렵지 않게 부교감신경을 일깨울 수 있다. 바로 지금, 그 자리에서도 가능하다. 이 책에서 제시된, 촉각으로 부교감신경을 자극하는 방법을 매일 실천해 보자. 수고한 내 목에서부터 가슴과 복부까지 어루만져 주자. 자연에 가서 산책하며 하늘과 나무를 바라보자. 숨을 편히 들이쉬며 땅의 냄새도 맡아 보자. 클래식 음악회 티켓도 구매해 보자. 가서 혹시 졸았다면 그건 부교감신경이 활성화되어 온몸에 긴장이 빠져 잠든 것이니 다 이해해 줄 것이다.

이런 시간을 가짐으로써 나의 몸과 마음을 돌보는 습관을 늘려가자. 그럴수록 내 몸속 염색체 끝자락 텔로미어 길이도 늘어날 것이다. 오늘 하루 나의 부교감신경을 돌봐주는 실천. 이것이 건강수명의 완성이다. 건강하게 오래오래 이렇게 해 보자.

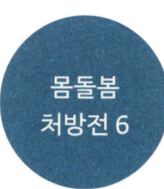

몸돌봄
처방전 6

처방 내역	부교감신경을 북돋워 텔로미어 건강수명 연장	
순번	처방 실천 설명	행동
1	양 손바닥을 목에 가볍게 올려 맥박을 느껴 보자. 맥박이 있는 부위를 부드럽게 위로하듯 원을 그리며 만져 준다.	5분 하루 3번 이상 (기상시,일과중, 자기 전)
2	양손을 모아 심장 위 가슴에 가볍게 올려 맥박과 호흡을 느껴 보자. 부드럽게 위로하듯 원을 그리며 어루만져 준다.	5분 하루 3번 이상 (기상시,일과중, 자기 전)
3	양손을 모아 배꼽 위에 올려 호흡을 느껴 보자. 부드럽게 위로하듯 원을 그리며 어루만져 준다.	5분 하루 3번 이상 (기상시,일과중, 자기 전)
효능 효과	• 부교감신경 안정으로 전반적 몸과 마음 안정 • 텔로미어 연장을 통해 참건강수명 연장	
	자기돌봄의학(Selfcare Medicine)	

처방 7

만성질환 완화,
47개 교감신경 달래 주기

교감신경과 부교감신경 커플

우리 몸속 건강을 위한 숨은 영웅을 꼽으라면 단연 자율신경 커플이다. 이 커플의 이름은 교감신경과 부교감신경이다. 이 두 커플은 자율적으로 24시간 우리의 생명을 유지하는 데 필요한 몸의 생리적 작용을 다 조율해 준다. 교감신경의 '교감'이란 영어 'sympathetic'은 그리스 어원에서 출발한다. 'sym-'의 뜻은 '함께'라는 뜻이고 'pathetic'은 '느낀다, 아파한다, 수고한다'라는 뜻이다.

곧 교감신경은 우리가 일을 할 때, 책임을 지고 임무를 완수할 때, 위험한 일이 발생할 때처럼 우리의 수고가 필요할 때 우리 몸을 변화시킨다. 몸에 힘이 들어가게 하고, 심장을 빠르게 박동시켜 뇌로 혈액을 빠르게 공급하고, 소화와 면역으로 가는 에너지를 최소화해서 그 에너지까지 수고하는 것에 동원한다.

교감신경과 반대의 성향을 지난 것이 부교감신경이다. '부교감'이란 영어 'parasympathetic'에서 'para-'는 '옆에, 넘어서'라는 뜻으로 교감신경과는 상반되게 신체를 차분한 상태로 만든다. 일에 집중된 에너지를 다시 소화, 면역 같은 일상적인 생리작용이 가능하도록 되돌려준다.

이 두 커플은 서로 조화를 이루며 삶에서 일어나는 많은 일들에 우리가 잘 대처하도록 해 준다. 그러나 이 두 커플 중 어느 한쪽이 더 많이 몸을 조율하게 되면 우리 몸은 건강한 상태에 접어들기 어렵다. 모든 질병의 원인을 찾을 때 이 두 커플의 다툼과 헤어짐을 손꼽는 이유다. 이 두 커플에서 교감신경의 과도한 활동[항진]과 상대적으로 부교감신경의 위축된 활동[저하]이 가장 대표적인 문제 요인이다.

교감신경 항진과 관련 없는 아픔과 질환은 없다

최근 선진국 사망 원인 10위 안은 모두 만성질환이 차지를 하고 있다.[79, 102] 그 모든 질환 가운데 교감신경의 항진과 관련 없는 것이 없다.[9, 10, 111-119] 교감신경은 스트레스라고 판단하는 상황에서 우리 몸을 지켜 주고자 작동되는 자율 시스템이다. 그래서 몸의 변화를 빠르게 이끌어 낸다.

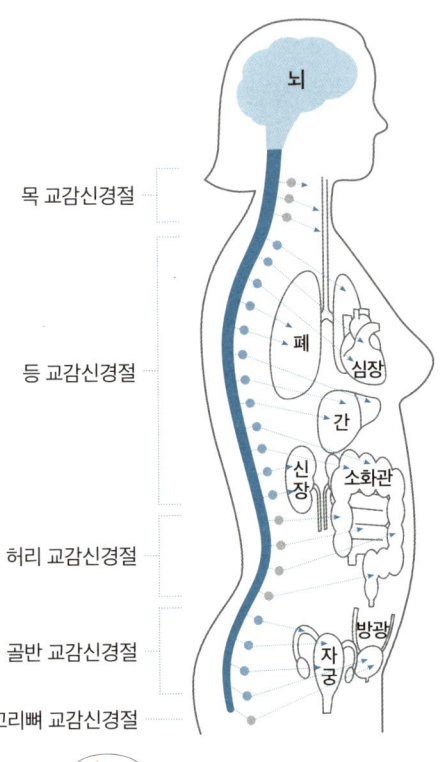

그림 13 **교감신경 이완과 만성질환 완화**

교감신경이 지속적이고 과도하게 자극받으면 이와 연결된 장기들의 기능저하를 유도해 만성질환을 일으키게 된다. 몸을 이완시켜 교감신경 주변을 편안하게 해 주면 과민한 교감신경도 안정된다.

    스트레스를 받으면 교감신경은 가장 먼저 온몸에 긴장을 유도하여 내부 기관들을 단단하게 만들어 준다. 당장에 필요하지 않은 면역과 소화의 스위치는 꺼 두고 모든 에너지를 발 빠르게 몸을 움직이도록 하는 것에 집중한다. 심박수도 올라가고, 호흡도 빨라진다. 모든 신경이 예민해져 모든 상황을 예의주시하게 만든다. 필수이지만 과할 때 이 또한 몸에는 독이 된다.

만성질환의 정확한 원인 기전은 아직 모른다. 그러나 교감신경의 항진이 만성질환 원인에 큰 부분을 차지하는 것은 틀림없다. 이와 관련한 연구논문들이 쏟아지고 있다.

교감신경 항진이 유방암 전이를 유도하고,[118] 고혈압성질환,[113] 심혈관질환,[115] 만성하기도질환,[119] 알츠하이머,[111] 뇌혈관질환,[112] 간질환,[114] 당뇨[117]와 상관관계가 있음을 밝히고 있다. 교감신경의 조절장애와 자살[116]의 연관성 연구까지 이어지고 있다. 현대인의 사망 원인 10위 안에 드는 모든 것이 교감신경의 항진과 조절장애와 관련이 있는 것이다.

아프도록 수고하며 과용될 수밖에 없었던 교감신경

앞서 1장에서 밝혔듯이, 아프도록 수고한 삶에서 교감신경은 과용될 수밖에 없었을 것이다. 좀 더 신중해야 했기에 더 고민하고 마음으로 애를 써 왔다. 이건 교감신경을 쓴 것이다. 더 많은 산소를 끌어와 몰입을 이어 가고 한 번 더 고민해야 했기 때문이다. 몸도 그렇다. 한 발 더 움직이고, 한 번 더 알아보기 위해 몸을 사용해야 했다. 그래서 근육에 힘을 주어야 했고, 그러기 위해 다른 곳에서 에너지를 끌어와야 했다.

그러다 보니 상대적으로 면역과 소화기계의 작용이 약해질 수밖에 없었다. 심장과 호흡기계는 습관적으로 빨라지고 불안정했을 것이다. 나이가 들어가면서 가중된 책임과 그것에 따른 보상으로 동기부여 삼으며 좀 더 스스로를 몰고 오다 보니, 그 과정에 교감신경은 만성적으로 과용될 수밖에 없었던 것이다.

아무리 쉬어도 교감신경의 항진은 왜 낮춰지지 않을까?

 아무리 쉬어도 교감신경이 항진되는 것을 조절하지 못할 때가 있다. 말 그대로 '교감'의 문제다. 나에 대한 자기 교감 부족이다. 즉, '내가 지금 수고를 많이 해 오고 있어 몸과 마음이 오랜 긴장으로 아프구나' 하는 공감과 이해의 결핍이다. 몸과 마음이 주는 신호에 대한 자기 교감이 없으면 교감신경은 예민해진다.

 수고의 시간이 너무 길어지고, 마음의 애씀이 너무 깊어지면 쉽게 건강이 무너지고 만성질환이 유도된다. 그래서 몸과 마음은 약한 통증과 우울감 신호를 전달한다. 이 신호에 대해 알아주고 소통하는 자기교감이 부족해서 그렇다. 교감신경 항진은 신경이 화가 난 것과 비슷하다.

 보통 밤에 잘 때, 휴식을 취할 때 교감신경의 작용은 자연스럽게 줄어든다. 그리고 부교감신경이 활동을 시작한다. 하지만 아프도록 수고해 온 시간 동안 습관화된 교감신경 항진은 쉬어도 좀처럼 진정되지 않는다. 낮과 밤, 심지어 꿈에서도 일에 대한 생각이 가득하다 보니 교감신경의 활동에 멈춤이 없다.

교감신경의 항진이 지속될 때 신경의 오류가 발생되기도 한다. 마음먹고 쉬려고 하는데도 오히려 더 아파지고 수면장애와 공황장애가 찾아오기도 한다. 가만히 있어도 심장의 날뜀이 멈추지 않을 때가 많다. 호흡이 멈출 것 같거나, 호흡수가 가빠지는 순간들이 때때로 찾아온다. 이것은 교감신경 오류다. 무엇인가 교감신경 오류를 일으키는 요소가 있다는 것이다. 베타차단제를 사용해 교감신경이 작용하는 길목을 인위적으로 막아 보지만 잠시뿐이다.

몸의 긴장이 교감신경 과민을 유도하여 오류를 일으킨다

교감신경 항진의 원인에 대해 의학계는 정신적 스트레스, 휴식 부족, 호르몬 교란, 식습관 불균형에 대부분의 포커스를 맞추었다. 모두 옳다. 하지만, 가장 중요한 요인이 빠져 있었다. 바로 몸이다.

뇌와 척수에서 빠져나온 교감신경이 다음 교감신경에게 바통을 이어 주는 정거장이 있다. 이곳을 교감신경절이라고 한다. 교감신경절은 작은 땅콩 정도의 크기로 우리 몸에 총 47개 있다. 목, 등, 허리, 골반, 꼬리뼈 가까이에 있다. 이 교감신경절에서 최종 교감신경 주자는 온몸 구석구석에 있는 각종 장기와, 혈관과 근육 등으로 향한다.

그런데 이 교감신경절이 물리적인 긴장과 압박에 놓여 있게 되면 교감신경이 항진되고 지속될 수 있다는 것이다. 또한 교감신경절 주변의 근육과 골격에 긴장이 배어 있다면 뇌도 그 긴장들을 감지하며 지금 나에게 위험하거나 불리한 상황이 있는 것으로 해석한다. 그래서 뇌는 이 긴장을 감정의 긴장으로 해석하여 불안과 우울까지도 유도한다.

이 감정의 변화는 교감신경의 추가적 항진을 유도해 쉴 때도 몸과 마음의 불편함을 일으키는 오류를 불러올 수 있다. 교감신경절 근처에 숨어 있는 이 긴장은 뇌를 통해 감정을 일으키고 교감신경의 오류를 일으킨다. 그냥 쉬기만 해서는 안 된다. 이 긴장은 직접 이완해 주어야 한다.

어떻게 이 긴장들을 이완할 수 있을까?

교감신경절 주변을 보듬어 주는 효과

교감신경절은 목에 6개[3쌍], 등에 24개[12쌍], 허리에 8개[4쌍], 골반에 8개[4쌍], 꼬리뼈 1개, 총 47개가 있다. 오래 고개를 숙이고, 등을 굽히고, 장시간 앉아 있는 것만으로도 교감신경절을 압박하고 주변에 긴장이 축척되게 한다. 이것이 교감신경의 항진을 유도할 수 있다는 사실은 놀랍다.

21세기 현대의 삶을 살아가는 우리는 과도한 경쟁 환경에 놓여 있다. 때로 불평등과 맞서야 하고, 고도의 집중력으로 판단을 해야 하고, 컴퓨터로 빠르고 효율적으로 일을 처리해야 하니 24시간 교감신경 풀가동이다. 24시간도 모자라게 살아왔다. 몸의 긴장도 익숙해져 있고, 통증신호도 차단되어 왔다. 하지만 뇌는 교감신경절 주변 긴장을 늘 알아차리고 반응하고 있다.

2분만 고개를 숙이고 앉아 있어도 교감신경이 작용되는 것을 관찰한 연구가 있다.[45] 단 2분 만에 교감신경이 즉각 항진되어 부신에서 코르티솔이 분비되고, 이 호르몬이 전신을 타고 와, 혀 아래 침에서 검출된 것이다. 단 몇 분 사이에 교감신경의 상승을 보여 준 연구였다. 반대로, 교감신경절 주변 긴장된 등을 손으로 부드럽게 이완해 주기만 해도 교감신경 작용이 즉각 줄어드는 연구들도 있다.[120]

미국 마이클 위팅 Michael Wieting 박사는 관상동맥우회술을 받은 환자들에게 수술한 바로 다음 날 심장 가까이 등에 있는 교감신경절 주변을 손으로 부드럽게 이완해 주는 방법을 적용한 임상연구를 진행했다. 심장으로 향하는 교감신경절이 있는 등을 이완해 주었을 때 환자의 대조군에 비해 더 빠른 퇴원이 가능했고 기능회복도 빨랐다.[121]

이외에도 여러 임상연구들이 교감신경 주변을 보듬어 주는 방법만으로도 심박수 안정, 호흡 안정, 통증 감소 등을 유도하고, 심혈관질환과 폐질환의 기능회복을 돕는 것을 밝혀 왔다.[122-125]

몸속 깊이 밴 교감신경절 긴장 리셋

아프도록 수고하며 쌓아 온 몸의 긴장. 그 축적된 긴장들이 관절을 지나 근육을 관통해 47개 교감신경절 위에까지 놓여 있게 되었다. 어떻게 하면 될까? 간단하다. 수고한 나를 달래 주듯 그 긴장들을 어루만져 주면 된다. 토닥토닥해 주면 된다. 오랜 고개 숙임으로 긴장하고 있는 목척추 옆 6개의 교감신경절들을 양손으로 쓰담쓰담 해 주면 된다. 긴장된 등척추 옆에 있는 24개 교감신경절은 셀프 허그로 토닥여 주면 된다.

우리가 누군가를 안아 줄 때 등을 토닥여 주는데 그곳에 바로 교감신경절이 위치해 있다. 우린 이미 본능적으로 알고 있었나 보다. 내 몸을 지탱하며 고생한 허리척추, 그 옆에 있는 8개의 교감신경절은 양손을 허리에 올리고 앞뒤, 좌우로 허리를 빙글빙글 돌려 보자. 오래 앉아 있는 동안 모든 압박을 견뎌 준 골반의 8개 교감신경절과 마지막 꼬리뼈 근처 1개의 교감신경절은 엉덩이를 토닥이듯 토닥여 주자.

아프도록 수고한 나, 그리고 나를 위해 최선을 다한 교감신경을 헤아려 주자. 이것이 자기 교감이다. 그러면 항진되었던 교감신경은 위로받으며 자신의 영원한 파트너 부교감신경에게 자리를 내어 줄 것이다. 노심초사하며 저하되어 있던 부교감신경은 그동안 밀려 있던 몸의 회복과정을 수행해 낼 것이다. 아픔을 이겨 내고 건강을 지속가능하게 해 주는 힘이 발현되기 시작할 것이다.

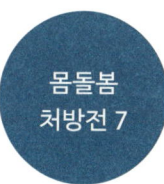

몸돌봄 처방전 7

처방 내역	교감신경 달래 주어 만성질환 완화	
순번	처방 실천 설명	행동
1	목의 6개 교감신경절 이완: 어깨를 펴고, 목을 천천히 360도 상하좌우 시계방향으로 원을 그리듯 6번 돌린다. 이후 반대방향으로도 6번 돌린다. 마무리는 양손으로 목 주변을 쓰담쓰담 해 준다.	매일 3회 이상
2	등의 24개 교감신경절 이완: 가슴을 열고, 양 손바닥은 하늘로 향하도록 한다. 천천히 호흡을 24번 진행한다. 이때 갈비뼈가 팽창하고 등척추가 늘어나는 느낌이 들면 좋다. 마무리는 셀프 허그로 등을 토닥토닥해 준다.	매일 3회 이상
3	허리의 8개, 골반의 8개 교감신경절 이완: 양쪽 골반 위에 손을 얹고 골반을 시계방향으로 18번, 반대 방향으로 18번 천천히 돌린다. 마무리는 허리와 엉덩이를 토닥토닥해 준다.	매일 3회 이상
효능 효과	• 교감신경 안정 • 만성질환 예방 및 개선 효과 • 통증완화 및 마음안정 효과	
	자기돌봄의학(Selfcare Medicine)	

처방 8

면역,
24시간 출동 준비 완료

림프절 800개, 몸속 면역 경찰서와 검찰청

전국에 259개의 경찰서와 67개의 검찰청이 있다고 한다. 국가의 치안을 담당하고, 범죄를 수사하고, 체포한다. 우리 몸속에도 경찰서와 검찰청 같은 기관들이 약 800개가 있다. 바로 림프절이다.[126] 림프액이 림프관을 통해 림프절을 지나면서 몸 내부로 침투해 들어온 바이러스나 세균 같은 병원체를 감지하고 제거한다. 암세포도 걸러 내 림프절 안에서 대기 하고 있는 면역세포들에 의해 제거된다.

림프절에서 훈련되고 성장한 면역세포들은 림프계를 순환하며 순찰을 돈다. 정찰면역세포는 신체의 면역을 감시하고 수사한다. 증거가 확보되면 림프절의 공격면역세포들을 출동시키는 신호를 보낸다. 이들은 림프절에서 생산된 강력한 항체를 사용해 감염과 암 확산을 방지해 준다. 이 모든 것을 기억해 두는 기억면역세포는 바이러스 정보를 기록해 두어 면역 대비를 더욱 강화한다.

림프절은 작은 강낭콩과 모양도 크기도 비슷하다. 관절의 움직임이 많은 곳에 위치해 있다. 주로 목, 가슴, 겨드랑이, 사타구니 그리고 배에 모여 있다. 그중에서도 특히 배에 많다. 그래서 몸이 움직일 때 면역세포들이 림프관을 통해 온몸으로 순환된다.

혈액의 순환을 위해 심장이 끊임없이 박동을 한다. 하지만 림프액은 순환을 돕는 심장 같은 장치가 몸속에 없다. 그래서 림프절은 우리 몸이 움직일 때 만들어 내는 힘을 빌려 온몸으로 면역세포를 보내 준다. 림프절에게 심장 같은 존재는 근육과 관절의 움직임, 장운동, 호흡 등이다. 이들이 림프순환에 심장과 같은 역할을 하게 된다.

마음 긴장은 림프절을 굳어지게 한다

림프절이 자극을 받지 못하고 동시에 림프액의 흐름이 정체되는 것은 신고가 얼른 접수되지 않아 경찰 출동이 지연되고 겨우 잡은 범죄자들을 경찰서로 이송하는 길이 막혀 버린 것과 비슷하다. 림프순환이 하는 두 가지 큰 역할 가운데 하나는 몸의 염증과 독소들을 제거하고 정화하는 활동이고 또 하나는 면역 활동이다.

림프가 정체되면 부종이 발생해 주변 조직에 압박을 주어 조직 저산소증과 조직섬유증을 유도할 수 있다. 또한 몸속 쓰레기에 해당되는 세포들의 찌꺼기 부산물, 독소, 박테리아 등이 축적되며 염증이 유도된다. 무엇보다 면역세포들의 이동에 장애를 일으켜 다양한 질병을 유발할 수 있다.[126-128]

수고하고 아프기까지 짊어진 여러 책임은 마음을 무겁고 긴장하게 한다. 이런 스트레스반응은 면역반응을 늦춘다. 면역을 위한 몸의 에너지를 끌어다가 내가 책임져야 할 일을 마무리 지을 때까지 사용하기 때문이다. 그리고, 마음의 긴장은 배 속 복부 장기들을 긴장시킨다. 특히 위와 소장, 대장의 장기근육을 수축시키고, 그 긴장은 일이 마무리될 때까지 지속된다.

특히 2m가 넘는 소장에 긴장이 지속될 경우 소장을 덮고 있는 복막에도 압박이 가해진다. 그리고, 그 얇은 막 속에 위치하고 있는 약 300개 정도의 상당히 많은 복부 림프절들도 압박을 받게 된다. 이 압박은 림프절의 섬유화를 유도하여 림프절을 딱딱하게 굳어지게 할 수 있다. 림프절 내부의 구조변화는 림프절 기능을 마비시킬 수 있다.

몸 긴장은 림프절의 순환을 어렵게 한다

배 속 소장에 위치한 약 300개의 림프절에서부터 장기들이 필

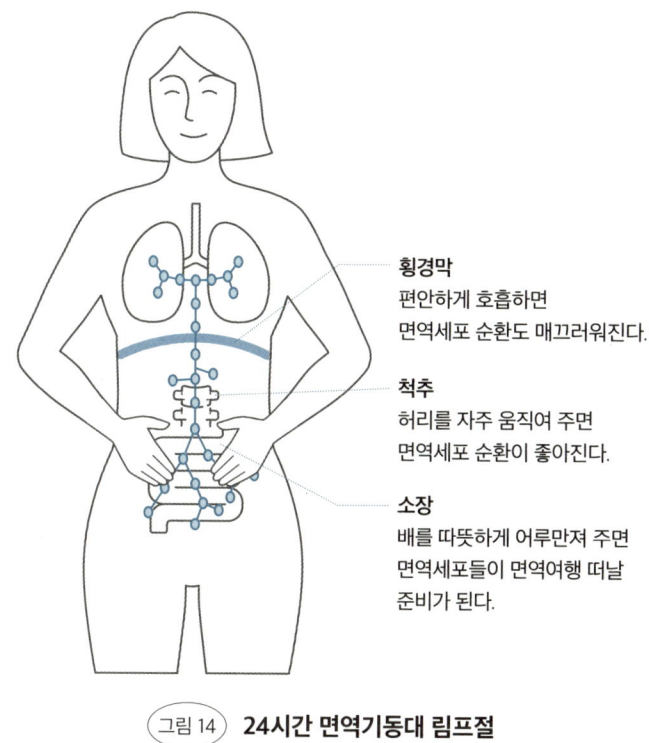

그림 14 24시간 면역기동대 림프절

배꼽 주변에는 몸속 치안을 담당하는 림프절 300개가 결집되어 있다. 배를 어루만져 주면 즉각적으로 면역세포들이 출동한다. 몸과 마음의 긴장 이완은 몸속 경찰과 검찰을 응원해 준다.

요로 하는 면역세포들이 출동한다. 배꼽을 중심으로 그 주변까지, 이곳은 면역계의 수도권이라 할 수 있다. 다리에서 올라오는 모든 림프액들이 모이고, 모든 장기들과 연결되어 있다. 그래서 언제나 배 속의 300개의 림프절은 끊임없이 순환이 이루어져야 한다.

이 림프절들의 순환은 소장 주변에 위치한 허리척추가 움직여질 때 함께 이루어진다. 왜냐하면 이 림프절들을 감싸고 있는 복막이 허리척추에 붙어 있기 때문이다.

그리고, 호흡을 길게 할 경우에도 이 림프절들의 순환은 원활해진다. 호흡할 때마다 횡경막이 배 속 모든 장기들을 꾹 눌러 주고 흔들어 준다. 이 리듬 있는 호흡을 통한 움직임이 림프절들을 자극해 주고 림프액이 림프절들을 지나가며 그 속의 면역세포를 림프관을 통해 온몸으로 순환시켜 준다.

몸이 긴장되면 림프의 흐름도 줄어든다. 면역력이 약해졌다는 말에는 바로 이 순환력이 약해졌다는 의미가 포함되어 있다. 아프도록 수고한 몸은 전체적으로 긴장도가 높다. 몸의 움직임도 많이 없다. 특히, 컴퓨터와 함께 앉아 있는 시간이 많고, 긴장의 연속인 날들을 많이 보내 왔다. 아프도록 수고한 몸 긴장은 면역반응의 긴장으로 이어진다.

림프절을 자극하면 면역세포가 즉각 출동한다

맨발로 자갈 걷기, 모래해변 걷기, 황톳길 걷기, 산속 풀길 산책 등 다양한 걷기운동으로 면역이 좋아졌다는 기사가 많다. 어느 방법이 더 좋은가를 논하는 건 큰 의미가 없다. 어느 것이든 그 과정을 통해 즐겁게 몸이 움직여지고, 편안한 호흡이 있으면 림프순환이 촉진되었다는 의미가 숨어 있다.

림프순환을 위해 배를 자극해 주고 움직여 주는 치료가 감염성 질환, 특히 폐렴과 중이염 등에 탁월하다는 임상연구 보고가 있다.[129,130] 영국의대에서 만났던 림프순환연구 권위자 리사 호지Lisa Hodge박사는 이 복부림프절 자극치료효과 메커니즘을 밝히고자 동물실험을 진행했다.[131]

실험에 참여한 6마리 개들의 복부장기 림프절을 자극해 주는 치료를 했다. 그 과정 중 마취하에 6마리 개들의 소화기, 폐, 심장으로 향하는 가슴림프관Thoracic Duct에서 림프액을 추출하였다. 실제로 복부장기림프절 자극이 면역력을 강화하고 감염을 치료하기 위해 동원되는 면역세포들을 출동시키는지 실험했다. 복부림프절 자극은 4분 동안 실시했고, 매분당 림프액을 추출했다.

결과는 배를 자극한 뒤 1분 뒤부터 출동된 면역세포 수가 급격한 상승을 보였다. 4분 동안 이 상승은 유지되었고, 자극이 끝난 뒤 10분 동안 서서히 감소해 원래 기준치로 돌아왔다. 세균에 대항하는 백혈구의 하나인 호중구는 약 15배, 감염에 대항하고 암세포를 파괴하는 단핵구는 약 11배, 4가지 종류의 림프구는 최소 7배에서 최대 15배까지 늘어났다. 단 1분 만에 배를 편하게 만져 주는 자극만으로 면역세포를 출동시켜 각각의 장기로 보내 줄 수 있다는 것은 시사하는 바가 크다. 면역효과를 이만큼 이끌어 내는 약물은 아직 전 세계 어디에도 없다.

복부림프절 자극의 의학적 활용 효과

배를 어루만져 주면 림프절이 자극되고, 소장기를 포함한 장기들의 긴장이 이완된다. 너무 간단한 방법인데 효과는 놀랍다. 미국의학협회American Medical Association 소아과 의학저널Archives of Pediatrics & Adolescent Medicine에서는 이 복부 자극을 포함하여 몸의 터치 자극을 통한 림프순환 치료접근을 재발성 급성 중이염 소아에게 적용할 수 있는 검증된 치료로 소개했다.

면역력이 저하될 경우 어린이부터 성인과 노인에게 이르기까지 폐렴에 걸리기 쉽다. 미국 뉴저지 의과대학 성공노화연구소New Jersey Institute of Successful Aging, University of Medicine and Dentistry 도널드 놀Donald Noll 교수는 7개 지역사회 병원에서 폐렴으로 입원한 환자 406명을 대상으로 임상연구를 진행했다.[133]

연구 참여자를, 복부를 편하게 자극해 주는 림프순환 치료를 받은 치료군과, 림프 자극을 받지 않은 대조군을 나눠 비교 분석했다. 이 연구는 항생제 투여기간 단축, 호흡부전 감소, 사망률 감소를 관찰하며, 이 치료접근이 장기적으로 폐렴뿐만 아니라 다양한 면역 관련 감염에도 지속적인 적용의 필요성과 중요성을 시사했다.

내 몸의 면역을 이끌어 내는 솔루션, 배 어루만져 주기

아프도록 수고하고 면역은 왜 떨어졌던 것일까? 면역에 사용할 에너지를 모두 끌어 일에 쓴 것과 더불어 결국 마음과 몸의 긴장 때문이었다. 마음과 몸이 긴장하면 장기들도 긴장하게 된다. 그리고 그 긴장이 주변에 위치한 림프절들까지도 압박을 했고, 면역세포의 대응과 출동에 문제를 야기했던 것이다.

내 몸속 800개의 림프관들 속에는 최고의 재능을 가진 면역 경찰관님들과 검사님들이 있다. 24시간 조사하고 수사한다. 면역 향상은 간단하다. 나를 위해 충성을 다하고, 사명을 다하는 이분들에게 가야 할 에너지를 뺏지 않고, 원활하게 순찰하고 긴급 출동하도록 그 길을 막지 않기만 하면 된다.

날마다 한 번 정도 눈길을 주고 고마움의 표현을 편안한 호흡으로 해 주면 된다. 림프절 경찰청과 검찰청들이 모여 있는 곳을 자주 움직여 주고 보살펴 주면 된다. 면역경찰관님 그리고 면역검사님들이 가장 좋아하는 음식은 특정 종류보다 마음 편히, 휴대폰도 잠시 꺼 두고 먹는 음식일 것이다. 면역은 내 몸 밖 다른 곳에서 지원받으려고 하지 말고 내 안에 있는 면역체계가 행복하게 일하도록 해 주면 된다.

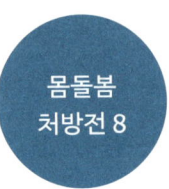

몸돌봄 처방전 8

처방내역	주요 림프절을 어루만져서 24시간 면역 가동	
순번	처방 실천 설명	행동
1	한 손은 가슴에, 다른 손은 배꼽 위에 손을 얹는다. 양손이 모두 움직이는 것을 느끼며, 깊은 호흡으로 배 속 장기들을 편안하게 꾹 눌러 준다.	5분 이상 수시로
2	양손으로 배꼽을 기준으로 시계방향과 그 반대 방향으로 각각 10번 편안하게 어루만져 준다.	5분 이상 수시로
3	배 위에 따뜻한 핫팩이나 따뜻한 수건을 올리고, 천천히 호흡하며 장기들의 긴장을 이완해 준다.	5분 이상 수시로
4	몸 전체 관절들을 하나씩 움직인다. 손목, 팔목, 어깨, 목, 허리, 골반, 고관절, 무릎 그리고 발목. 림프절이 많은 겨드랑이, 서혜부, 목 주변, 가슴을 원을 그리듯 만져 주고 꾹꾹 눌러 준다.	10분 이상 수시로
효능효과	• 빠른 면역세포 순환으로 면역력 증진	

자기돌봄의학(Selfcare Medicine)

처방 9

의자에 갇힌 나, 앉는병 극복

너무 많이 앉아 있으면 죽는다!

미국 비영리 학술의료센터 메이요 클리닉Mayo Clinic의 제임스 레빈James Levine박사는 논문에서 단연 눈에 띄는 표현으로 연구를 발표했다. 논문 제목부터 '앉는병 Sick of Sitting'으로 시작한다. 그리고 첫 문장을 '너무 많이 앉아 있으면 죽는다 Sitting too much kills' 라고 과감히 적어 냈다.

논문에서는 진부한 학술 용어를 사용하고 개인의 의견은 객관적 인용을 통해 간접적으로 표현하는 것이 암묵적인 규칙인데, 그런 의미에서 그가 쓴 용어들은 상당히 파격적이라 할 수 있다. 이것은 강력한 경고를 주는 것이다. 이렇게라도 해야지 들을 테니 말이다.

제임스 박사는 오래 앉아 있는 것을 두고 '앉는병 Sitting Diseas'이라는 표현도 썼다. 인간은 두 발로 서서 걷고 움직이는 존재로 설계가 되어 있는데 현대사회의 인간은 대부분 앉아서 일하고 있다.

200년 전 산업혁명 이전에는 인류의 90%는 농업지역에 살았다. 인류사 전체를 통틀어 이렇게 오래 앉아 일을 하게 된 역사가 없다. 제임스 박사는 건강을 위협하는 35가지 만성질환이 앉는 병과 관련 있음을 논문에서 꼼꼼하게 정리하였다.[134]

미국 예방의학저널 American Journal of Preventive Medicine에서 전 세계 20개국 대표적 인구표본 18세에서 65세 성인을 대상으로 '하루에 앉아 있는 시간'이 얼마나 되는지를 조사했다. 평균 5시간 정도로 3시간에서 8시간까지 범위를 가지고 있었다. 미국은 6.5시간에서 8시간 정도의 상당히 긴 시간을 앉은 상태로 보낸다고 한다.

한국은 어떨까? 2021년 질병관리청이 발표한 자료에 의하면 하루 평균 8.9시간을 보낸다고 한다. 앉아 있는 시간이 수면 시간보다 길다. 한국은 이미 전 세계에서 수면이 가장 부족한 나라로 지목되어 건강위험성을 지적받아 왔다. 2016년에 조사된 OECD 통계를 기준으로 하면, 국가 평균 수면 시간이 7.4시간으로 꼴찌다.

하루 4시간 이상 앉아 있게 될 경우 위험한 것들

미국 질병통제예방센터 CDC, Centers for Disease Control and Prevention는 장시간 앉아 있는 상태에서 업무를 수행하면서 신체활동이 줄어들 경우 건강 문제가 발생할 위험이 커진다고 경고하고 있다. 여기에는 대사질환, 제2형당뇨, 고혈압, 심장질환, 척추관절질환, 정신질환, 대장암, 자궁암 등이 포함되어 있다.[135]

미국의학협회 내과학학회지 The Archives of Internal Medicine 에는 하루에 4시간 이상 앉아 있는 것을 위험으로 규정했다. 하루 4시간에서 8시간을 앉아 있으면 중간위험, 8시간에서 11시간을 앉아 있으면 고위험, 11시간 이상 앉아 있으면 매우 높은 위험 단계로 정의하고 있다. 이렇게 장시간 앉아 있는 것이 사망에 이르는 위험 요소가 될 수 있음을 추적조사 결과를 통해 경고하고 있다.[136]

서 있는 상태에서 척추에 부과되는 압력이 100%라고 하자. 앉아 있을 경우 척추에 부과되는 힘은 어느 정도가 될까? 통증의학 분야에서 이름난 나켐슨 Nachemson 박사의 연구에서는 140%로 약 1.5배 더 가중됨을 보여 주었다. 특히, 고개가 앞으로 기울이고 앉아 있는 상태는 압력이 185%로, 서 있는 상태보다 약 2배 더 척추에 힘이 실리게 된다. 장기적으로 척추디스크의 수분이 빠져나가면 결국 디스크 돌출이 될 수밖에 없을 것이다.

오래 앉아 있을 경우 더 염려되는 것은 몸 내부 장기들이다. 척추가 이 정도로 압력을 받는다면 복부 공간의 압력도 상당할 것이다. 복부 공간 압박은 위에는 역류성식도염과 위염, 소장에서는 소화흡수 장애, 대장에서는 과민성대장질환을 일으킬 수 있다.

또한 이 압박은 장기뿐만 아니라 장기의 기능을 위해 필수가 되

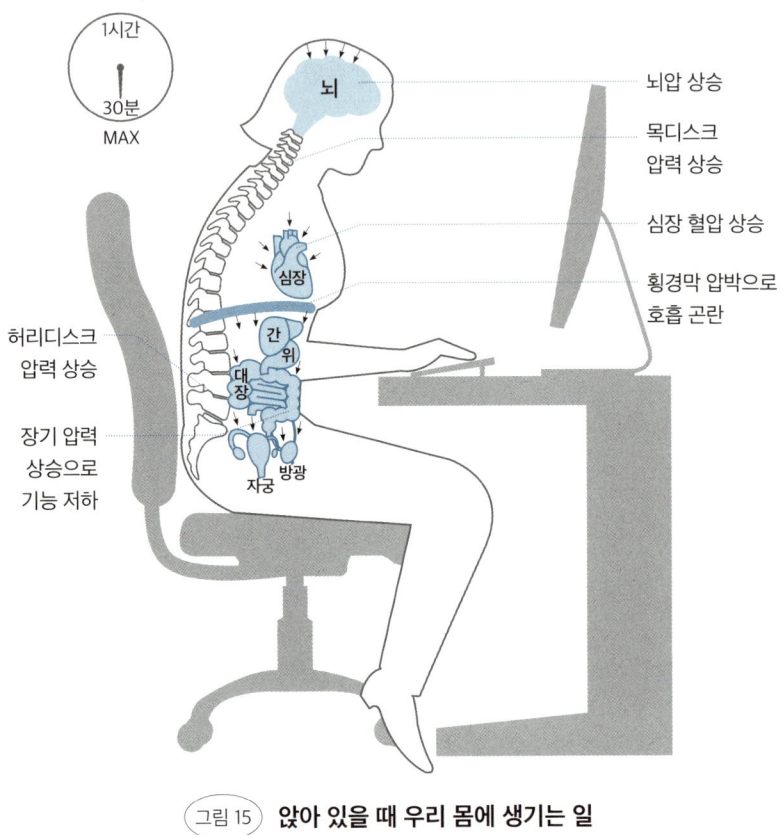

그림 15 앉아 있을 때 우리 몸에 생기는 일

하루 4시간 이상 의자에 갇힌 상태는 만성질환의 주요 위험요소로 손꼽힌다. 외부 관절과 내부 장기를 압박하기 때문이다. 의자에서 자주 일어나 만세 자세로 의자에서 자유하자. 습관이 힘이다.

는 순환을 정체시킨다. 혈관 압박으로 장기별 혈액 공급이 감소되고, 림프관들의 압박으로 인해 림프액을 통한 면역출동과 염증반응 그리고 노폐물 배출에 지연이 될 수 있다.

장기들이 서로 유착되지 않도록 분비되는 장간막사이액의 순환이 오래 앉기가 유도하는 압력에 의해 저하될 경우 장기들의 마찰로 인한 염증 위험도 높을 수밖에 없다. 앉아서 고개를 숙인 상태에서는 심장과 폐에 대한 압박도 증가되고 뇌압도 상승되어 미국 질병통제예방센터에서 경고한 건강 문제들이 발생되는 것이다.

오래 앉은 상태에서 척추보다 더 많은 압력이 가중되고 몰입되는 곳은 골반이다. 골반은 앉은 상태에서 모든 하중을 최종적으로 견뎌 낸다. 오뚝이처럼 무게의 중심이 아래 골반에 놓여 있다.

오뚝이가 기울어지고 무너져도 다시 일어설 수 있는 것처럼, 골반은 우리가 앉아 있거나 서 있거나 자세가 앞뒤좌우로 기울어져도 그것을 견뎌 내고 다시 제자리로 돌아오게 해 준다. 골반 구조도 오뚝이와 비슷해 역삼각형 모양에 두 개의 엉덩이뼈가 앉은 바닥표면에 놓여 하중들을 유연하게 견뎌 낸다. 그 두 개의 뼈 사이 공간에는 골반 바닥 근육들이 연결되어 있다.

골반 바닥근육 내부에는 혈관, 자율신경, 림프관 등이 초밀집되어 있다. 문제는 오래 앉아 있음으로 부여되는 압박이 이들의 순환을 즉각 정체시켜 골반장기들의 기능을 저하시킨다. 뿐만 아니라, 이 골반 바닥근육들이 받쳐 주고 있는 방광, 요도, 전립선, 자궁, 질 입구, 직장, 항문 같은 기관들도 오랜 시간 앉아 있을 경우 상당한 압박을 받는다.

그 결과 골반 통증뿐만 아니라 요실금, 방광염, 전립선비대증,

자궁근종, 난임, 골반 염증성질환, 직장탈출증, 치핵, 종양 등 골반 환경 변화로 인한 여러 건강 문제가 유발될 수 있다.

아픈 줄 모르고 계속 앉아 있으면 큰일 난다

캐나다에서 인플루언서 부부가 찾아왔다. 허리디스크 수술 후 통증, 골반 통증과 공황장애로 더 이상 일을 해 나갈 수가 없는 몸과 마음의 상태라고 했다. 하지만 디스크가 터지도록 노력해 온 끝에 이제 더 유명해져 더 바빠지고 있는 상황이라 일을 그만두고 싶지 않다고 덧붙였다.

부부는 이야기를 이어 갔다. 경쟁채널들이 많아져 무언가 새로운 시도로 구독자를 더 모아야 하는데 그 어느 때 보다 불안감과 심적인 압박이 높다. 장기간 복용한 항불안제로 무기력감이 높고 단기 기억들도 저하된다. 장기간 복용한 진통제로 속쓰림이 심하여 음식 소화가 어렵다. 촬영 외 대부분 시간은 앉아서 보낸다. 하루 몇시간이 아니라 하루 종일 앉아 있을 때도 있다.

이야기를 마치고 해결책을 기대하는 부부에게 내가 건넨 첫마디는 "아파서 너무 다행입니다"였다. 이 부부는 서로 얼굴을 쳐다보았다. 뭔가 서로 잘못 알아들었다는 표정이었다. 다시 천천히 이야기해 주었다. 아파서 참 다행이라고. 갑자기 쓰러지지 않고 이렇게 아파서 지금의 삶을 정돈할 수 있는 것은 행운이라고 했다. 앞으로 몸도 마음도 충분히 좋아질 수 있게 해 드릴 수 있는데, 한 가지 지켜 주어야 할 것이 있다고 조건을 걸었다.

부부는 여전히 어떤 상황인지 잘 모르는 듯한 얼굴로 좋다고 했다. 몸이 회복된 후에 다시 예전처럼 무리하게 되면 몸은 더 힘들어질 수 있으니, 몸이 회복되면 예전의 생활 패턴으로 돌아가지 않겠다는 결심을 하라는 조건이었다. 대신 회복한 뒤에 해야 할 일을 알려 주겠다고 했다. 부부는 좋다고 했다.

나는 먼저, 이렇게 아프도록 노력해 오느라 수고했다고 말해 주었다. 아픔이 불편은 하지만 잘못되었거나 나쁜 것은 아니라고 전했다. 물론 아픔 자체가 좋은 것은 아니지만 몸이 아직은 건강해서 주는 신호이니 잘 받아들이고 반응하자고 동기부여 했다. 몸은 단 한 순간도 스스로를 포기하지 않고, 최선을 다해 노력 중이라고 전했다.

부부의 이해 속도에 맞춰 누구나 몸속에 질병에 맞서고 건강을 유지시키려는 자기돌봄시스템의 존재를 확인해 주었다. 이 시스템이 빚어내는 건강지속력이 몸 안에서 잘 발휘가 되도록 해 주는 것이 앞으로 부부가 해내야 하는 거라고 방향을 잡아 주었다. 진정한 건강은 질병의 유무를 넘어서 자기 삶을 조건으로 평가하지 않고, 생명이 함께하는 삶 자체에 가치를 부여하고 주어진 하루를 나로써 살아 내는 것이라 했다.

부부는 그제야 어떻게 하면 되냐고 바로 물었다. 지금 대화의 맥락을 이해하고 있음을 확인시켜 주는 것 같았다. 몸과 마음의 환경을 매일 가꾸어 주면 된다고 했다. 그 뒤 이 책에서 소개한 바와 같이 마음돌봄 그리고 몸돌봄 처방을 하나씩 설명해 주었다.

부부는 처방전에 따라 행복의 기준을 다시 세우고, 스트레스 앞에서 긍정으로 건강을 추출해 내는 연습을 하고, 감사노트를 작성하고, 참나를 다시 마주하는 연습을 했다. 그리고 심박수를 관리하고, 뇌와 심장 사이의 안전거리를 유지하고, 삶의 숲을 되찾기로 결정하고, 몸에 나쁜 습관들을 조금씩 제거해 나갔다. 부부의 통증과 공황증세는 일주일도 지나지 않아 강도와 빈도가 크게 경감되었다. 이 방법이 대단한 것이 아니라 두 부부의 결단 후 그들 몸 안에서 대단한 건강지속력이 발휘된 것이다.

특별히 앉는병과 관련하여, 부부에게 1시간 이상 거의 움직임이 없이 연속적으로 앉아 있는 상태가 지속되면 건강에 상당한 타격이 될 수 있음을 설명해 주었다. 관절과 근육뿐 아니라 모든 장기들에 압력이 부과될 수 있음을 직접 해부 그림으로 설명해 주었다.

특히 오래 앉아 몸의 움직임을 멈추면 그 움직임에 의존하는 혈액, 뇌척수액, 림프액의 순환들도 함께 서서히 멈출 수 있음을 재차 설명해 주었다. 단 10초라도 일어나서 몸을 움직여 주면 장시간 앉아 있음으로 건강에 타격이 되는 것을 최소화할 수 있다. 잠깐의 여유와 휴식이 몸에게는 큰 도움이 된다. 이런 이야기와 함께 부부에게 다음과 같은 몸 실천을 알려 주었다.

부부는 나의 처방대로 실천하면서 몸의 통증과 마음의 불안함을 스스로 조율하는 주도권을 찾게 되었다. 1시간마다 '의자에 갇힌 자신을 구하라'는 알람을 울리라고 요청했으나 부부는 오히려 30분마다 알람을 울리게 설정했다.

알람이 울리면 하던 일을 멈춘다. 그리고 일어서서 기지개를 크게 한번 편다. 이후 고개를 위로 들고 양손은 열중쉬어 자세를 하고 숨을 크게 5번 들어 쉰다. 바로 다리를 어깨너비보다 조금 더 벌리고 양손을 허리에 올리고 훌라후프를 하듯 좌우로 각각 20번씩 돌린다. 그리고 다시 자리에 앉아 작업을 이어 간다.

이렇게 중간에 반복적인 쉼과 움직임을 주게 되면 압박받던 장기들도 기지개를 펼 수 있다. 정체되던 체액들은 순환이 촉진되어 근육과 관절과 내부 장기들 구석구석까지 신선한 산소와 영양분들이 공급된다. 그리고 이런 잠깐의 여유는 창의력도 높여 준다.

뇌인지연구[136]에서 장시간 앉아 있는 것을 끊을 경우, 자율신경을 안정시켜 편안한 마음의 상태를 유도하고, 뇌혈류량을 증가시켜 뇌포도당과 미토콘드리아 대사가 증가하여 시냅스전달을 향상시킬 수 있음을 제시했다. 그래서 업무수행에 중요한 실행력, 주의력, 기억력 등의 인지기능이 개선될 수 있는 가능성을 보여 주었다.

이어진 만남에서, 부부는 몸과 마음이 한결 가볍다고 했다. 부부에게 맞는 자기돌봄 처방을 날마다 잘 따랐다고 한다. 부부는 이런 방법을 진작 알았으면 참 좋았겠다고 했다. 진작 알았어도 수고로 몰입하는 과정에서는 이 말이 머리에서 가슴까지 닿지는 못했을 거라고 나는 답해 주었다.

이 아픔의 신호와 기회를 통해 가슴으로 받아들이고 결국 앉는병에서 일어서게 된 것이라고. 몸과 마음의 아픈 신호를 나쁜 것으로 여기고 빠르게 차단해 버리지 않고 공감해 주고 반응해 주어서 참 다행임을 상기시켜 주었다. 무엇보다 몸속 건강지속력이 다시 회복되어 앞으로 예방을 너머 지속가능한 건강을 잘 실현해 낼 수 있을 거라고 응원해 주었다.

의자에 갇힌 나의 몸과 마음

컴퓨터, 스마트폰 그리고 인공지능 기술 발달로 예전보다 일 처리가 훨씬 효과적으로 더 빨리 해낼 수 있게 되었다. 그럼, 여가 시간이 더 많아야 하는 게 아닌가? 더 편리해지고 더 빠르게 일을 끝냈는데도 왜 더 바쁜 걸까? 기술의 발달은 오히려 업무량을 늘리는 결과를 만들었다. 생산성을 높이도록 요구하는 시대다. 경쟁의 바람은 빠르게 더 많이 해내라고 부추긴다. 당분간은 장시간 앉아서 일을 하도록 요구되는 시대가 지속될 것이 분명해 보인다. 우린 앉는병에서 벗어나지 못할 환경에 놓여 있다. 의자에 몸만 아니라 마음도 갇혀 있다.

인간의 핵심 가치는 자유에 있을 것이다. 비록 나를 둘러싼 시대와 삶의 환경이 나를 제한할 수 있지만, 참나는 얽매임 없이 제한 속에서도 선택의 자유가 가능하다. 조건을 넘어, 어떤 시대와 환경에서도 참나는 행복하다고 선언할 수 있다. 내 안의 생명을 유지하기 위한 복잡한 생리적 작용들은 자율신경이 24시간 알아서 맡아주고 있다. 내가 주도권을 가진 유일한 몸의 신경은 운동신경으로 근육을 자유롭게 선택적으로 움직인다. 그래서 목소리를 내고, 일어서서 내 길을 걷고, 제한된 곳에서도 자유롭게 선언할 수 있다.

3.1독립선언서는 "우리는 오늘 조선이 독립한 나라이며, 조선인이 이 나라의 주인임을 선언한다"로 시작한다. 우리 몸속 하나의 원자가 별이고 전자가 행성이라면 우리 몸은 우주보다 클지도 모른다. 우리 몸속 100조 개의 세포. 하나의 세포 안에는 존재하는 100조 개의 원자. 그 원자 안에 자유롭게 움직이는 전자와 입자들. 텅 빈 이들 속을 꽉 채우고 있는 나만의 생명. 그 누가, 무엇이 나를 지배하도록 둘 것인가? 통증, 병, 명예, 감정, 평가, 성공, 경쟁, 사회 그 어떤 것도 나를 지배하게 해서는 안 된다. 그래서 우리도 독립선언서를 작성해야 한다.

이 우주 같은 내가 무엇에 얽매일 필요가 있을까? '내 생명의 주인인 나다, 그래서 오늘 나는 내 존재만으로 충분하다'라고 각자의 독립을 선언해 보자. 대신, 앉아서 하지 말고 일어나서 몸을 움직이면서 해 보자. 내가 정한 알람 시간에 맞춰 멈추고 일어나는 움직임. 이건 내 삶의 주인이 나라는 것을 선언하는 강력한 메시지다.

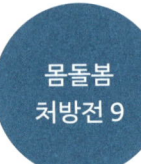

몸돌봄
처방전 9

처방 내역	의자에 갇힌 나, 앉는병 극복	
순번	처방 실천 설명	행동
1	의자에 갇힌 자신을 구하라는 '멈춤 알람'을 설정해 둔다.	매 20분, 30분, 40분마다(선택)
2	알람이 울리면 눈을 감고 깊은 호흡을 한 번 한다. 천천히 일어나 만세 부르듯이 크게 기지개를 한 번 편다. 양손을 뒤로 잡아당기고, 고개를 들며 가슴을 편다.	알람이 울릴 때마다
3	양손을 허리에 올리고 훌라후프를 하듯 좌우로 각각 10번씩 돌린다. 책상이나 의자에 한 손이나 두 손을 얹고 스쿼트 10번 한다. 다시 제자리에 앉아 편히 작업한다.	알람이 울릴 때마다
효능 효과	• 의자에 갇힌 몸과 마음 탈출 • 좌식 생활습관 유도 만성질환 예방 및 개선 • 척추 및 골반 통증 예방 및 개선	

자기돌봄의학(Selfcare Medicine)

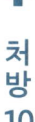
처방 10

건강지속력 자세

간단하지만 위대한 건강자세

지난날, 중환자실에 누운 나의 아내와 아기를 보며 처음 건강을 찾기 위한 여정을 결심했던 시간을 떠올려 본다. 다시 듣는 생리학 수업, 면역학 세미나, 해부실에서의 고민, 박사과정 그리고 임상연구들. 그 여정 끝에서 발견한 사실은 건강파랑새는 바로 우리 몸 안에 있다는 사실이었다. 그 파랑새는 우리가 몸과 마음의 환경을 가꾸어 주기만 하면 언제든 날아와 건강을 전해 준다. 우리 몸을 스스로 가꾸는 일을 하지 않으면 동화 속 파랑새처럼 바로 눈앞에 있으면서도 보지 못하는 비밀이 되고 만다.

당연한 이야기지만 몸이 가진 구조는 몸의 기능을 가능하게 해 준다. 몸을 움직이는 것은 몸의 기능이 지속가능하도록 해 주는 것이다. 이 움직임이 생명에 필요한 우리 몸속 수분과 마음속 수분까지 순환시켜 준다. 올바른 몸의 자세에서 편하게 숨을 쉬며 올바른 마음의 생각을 더하면 건강은 늘 우리 곁에 있어 준다.

이 간단하지만 위대한 것을 바쁜 삶에서 놓쳐 버린 것뿐이었다. 다시 회복하면 된다. 다음에 제시되는 7가지 몸의 자세는 과학적으로도 증명되었고, 의학적으로도 그 효과를 보여 주는 것들이다.[138-148] 행동 변화를 위한 '머리에서 가슴까지의 여정'은 짧지만 만만치 않다고 한다. 다행히 여기까지 글을 읽어 내려온 분들의 여정은 이미 가슴에 도달해 있다고 믿는다.

이제 7가지 몸의 실천 여정을 떠나 보자. 매일 산책하듯 건강지속력 자세를 습관화하면 건강은 어느덧 내 것이 되어 있을 것이다.

고개를 든다

> **주요 효과**: 뇌압 안정, 긍정 호르몬 유도, 심리적 자신감, 뇌척수액 순환, 부교감 신경 안정. 척추디스크 수분 증가, 숨길 편안, 호흡 안정, 혈압 안정

고개를 든다는 행위는 상징적 의미가 크다. 고개를 숙인다는 것은 '나는 당신에게 종속되어 있다 I belong to you'를 뜻한다. 즉, 나의 자유는 당신에게 있다는 것이다. 종이 주인 앞에 나타내는 몸의 표현이다. 상징적 의미에서 그치지 않고 놀랍게도 몸도 그렇게 반응한다. 고개를 숙인 상태로 2분간만 있어도 스트레스가 유도하는

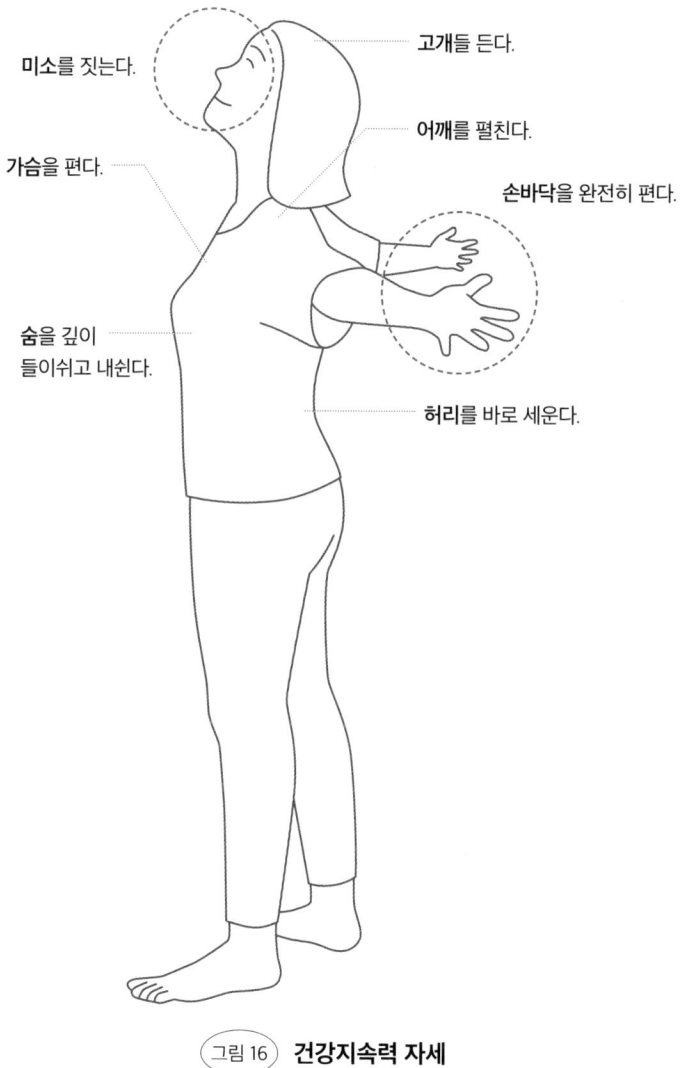

(그림 16) **건강지속력 자세**

7가지 몸 자세 변화 챌린지를 매일 실천해 보자. 자율신경 안정과 체내 순환 촉진으로 호흡을 편하게 해 주고, 마음파도도 잔잔하게 해 준다. 건강지속력 회복의 문을 활짝 열어 준다. 참나를 마주하게 해 준다.

코르티솔 호르몬이 상승한다. 두려움과 우울의 상징적 몸의 자세가 바로 고개 숙임이다.

뇌는 상황 자체를 보는 것이 아니라, 어떤 상황 속 우리 몸의 자세와 긴장을 예의주시한다. 식민지시대, 노예선에 태운 2m가 넘는 건장한 노예들 수백 명을 소수의 노예 상인들이 제어한 방법은 총이 아니었다. 절대 고개를 들지 않도록 하는 거였다. 그들에게 심리적 위축을 일으키고, 몸도 무기력하게 했다. 노예는 고개를 숙임이 익숙하다.

고개를 들어 주는 하나의 행동으로도 심장과 폐에 압박을 덜어 준다. 뇌압도 낮춘다. 숨길을 열어 준다. 뇌척수액의 순환을 자극해 주는 뇌막을 움직여 준다. 부교감신경이 지나는 자리를 열어 준다. 심리적 자신감을 준다. 고개를 드는 것은 내가 내 삶의 주인이란 상징이다.

미소를 짓는다

> **주요 효과** : 불안 감소(편도체 안정), 턱관절 통증 감소(교근 이완), 얼굴 밝음(안면신경 이완), 두통 완화(삼차신경 이완, 두개골 압력 감소), 행복 선택력 상승(전두엽 활성)

뇌는 얼굴 긴장을 마음 긴장으로 해석한다. 긴장의 연속선상에 놓이기 쉬운 리더들이 가장 먼저 잃어버리는 것이 미소일 것이다. 역도선수들이 양팔을 벌려 역기에 손을 얹는다. 그리고 중력에 대

향해 역기의 무게를 견뎌 내며 자기 한계에 도전한다.

미소도 역도와 같은 노력이 필요하다. 입술 끝을 올려 주는 미소 근육을 들어 올리는 것이 만만치 않다. 처음에는 역도선수들이 역기를 드는 것만큼이나 무겁게 여겨질 것이다. 그러나 그 효과는 뛰어나다. 웃을 만한 상황에서 짓는 수동적인 미소보다, 힘든 상황에서도 웃으려고 노력하는 능동적 미소가 더 큰 삶의 의미를 부여한다.

미소를 지을 때 입을 살짝 벌려 주면 참 좋다. 인체에서 가장 강력한 근육으로 꼽히는 근육은 교근이다. 보통 신경 쓸 때 턱관절을 굳게 부딪히게 하고, 밤에 이를 갈게 하는 근육이다. 입을 벌린 상태에서 미소를 지으면 교근에 연결되어 교근을 제어하는 뇌의 삼차신경의 활성도가 낮아진다. 삼차신경은 무의식적 감정, 특히 두려움과 분노와 우울의 상징적인 신경이다. 그래서 자발적이고 능동적인 미소는 뇌를 밝게 변화시킨다.

미소는 얼굴 전체에 공간적 여유를 준다. 미소가 얼굴에 흩어져 있는 안면신경 뿌리 주변의 긴장을 이완해 주어 얼굴 근육들이 한결 편안해진다. 미소 지은 얼굴 근육들 사이로 지나가는 혈액의 흐름이 원활해져 혈색이 좋아진다. 림프액도 미소의 움직임으로 그 순환이 촉진되고 이비인후 면역 출동이 강화되고 얼굴의 노폐물들도 정화된다. 어떤 상황에서도 미소를 짓는 것은 내 삶은 내가 평가한다는 상징이다.

어깨 날개를 펼친다

> **주요 효과** : 어깨관절 혈액 순환, 상시 림프순환 촉진, 팔 신경통 감소, 어깨통증 경감, 호흡량 증가, 흉추 이완, 마음 안정

해변에서 파도를 마주할 때나 높은 산 정상에 올랐을 때 우리는 어깨를 펼쳐 든다. 기분이 좋을 때 나오는 자연스러운 자세다. 그러면 고개도 자연스럽게 들게 된다. 반대로 몸이 아플 때나 마음이 불편할 때는 어깨가 축 늘어진다. 인체의 감각이 가장 발달한 손으로 인간은 많은 활동을 한다. 그 손이 세밀하고 편하게 일하도록 어깨에는 늘 힘이 들어간다. 그리고 숙인다. 어깨가 모아질 경우 양팔로 내려가는 신경과 혈관들이 겨드랑이에서 많이 압박을 받게 된다. 어깨를 들어 올려 주어야 한다.

어깨의 자세 역시 감정을 표현한다. 승리와 만족에서 늘 어깨를 들어 올린다. 마라톤 선수가 최종지점을 통과할 때, 축구선수가 골을 넣었을 때, 윷놀이에서 모가 나왔을 때처럼. 뇌는 감정을 판단할 때 이 어깨의 긴장과 자세에 예민하다. 일하는 대부분의 과정에서 어깨는 웅크려 있고, 굽어 있다. 그리고 부담감으로 무겁다.

그럼에도, 어깨에 힘을 빼고 일상에서 자주 펼쳐 주자. 어깨를 펴고 팔을 펼치는 순간 깊은 숨이 쉬어질 것이다. 숨이 한결 편하고 고개도 자연스럽게 들어 올려질 것이다. 어깨를 펴는 것은 언제든 자유롭게 내 삶의 날개를 펼칠 수 있다는 것을 상징한다.

가슴을 편다

> **주요 효과**: 흉부 압박 감소(고혈압증상 경감), 폐활량 증가, 긍정 호르몬 상승, 공황장애 경감, 교감신경 안정, 호흡 안정, 등척추 이완, 혈압 안정

가슴을 펴는 동작에서도 마음이 표현된다. 마음이 뿌듯할 때, 자신감을 표현할 때, 성취하였을 때, 사랑으로 끌어안으려고 할 때 그 좋은 마음들이 활짝 편 가슴에 담겨 있다. 능동적 미소처럼, 의도적으로 가슴을 펴 주었을 때 마음 역시 그렇게 변화될 수 있다.

보이는 몸을 통해 보이지 않는 마음이 표현되고, 뇌는 그것을 인지하고 그렇게 해석한다. 그래서 가슴을 펴면 가슴이 편안해지고 답답함이 뚫리는 느낌이 드는 것이다.

가슴을 펴면 심장도 펴진다고 봐도 된다. 심장을 감싸는 심막이 옷처럼 가슴뼈에 붙어 있다. 그래서 가슴이 펴지면 심막도 펴지면서 그 속의 심장도 한결 편해진다.

가슴이 펴지면 흉부 압력이 감소하고 폐가 확장되는 공간도 늘어나 폐활량도 증가한다. 횡경막의 호흡도 한결 편해진다. 깊은 호흡은 갈비뼈와 등척추가 만나는 지점에 위치한 교감신경절도 리듬 있게 움직여 주어 교감신경계를 토닥토닥 안정시켜 준다.

가슴을 편다는 것은 내가 지금 여기 나로서 살아 숨 쉬고 있다는 것을 상징한다.

허리를 세운다

> **주요 효과** : 디스크 수분 충족, 내부 장기 기능 향상, 자신감 향상, 허리통증 감소, 다리저림 호전, 림프순환 촉진

허리 기둥이 무너지면 함께 무너지는 것이 많다. 허리가 굽혀지면 먼저 복부 내의 장기들이 상당한 압박을 받아 기능이 저하된다. 소화 흡수 장애, 장기 유착이 장기적으로 유도될 수 있다. 복부 림프순환이 저하되어 장기별 면역반응이 감소될 수 있다. 깊은 호흡이 힘들어진다. 숙일수록 디스크의 수분이 빠져나간다. 디스크 탈출증과 신경통이 동반될 수 있다.

허리를 세우는 것은 마음을 세우는 것과 같다. 허리를 세울 때 자신감도 향상된다. 허리를 세울 때 내부 장기가 물리적으로 이완되고 펴진다. 이완된 내부 장기를 감각하는 미주신경이 이완의 신호를 뇌로 전달하면, 뇌는 마음의 이완과 평안한 느낌을 몸에 선사해 준다. 허리를 세운다는 것은 내 몸과 마음이 무너지지 않는다는 것을 상징한다.

손바닥을 편다

> **주요 효과** : 가벼운 마음, 손목 터널 공간 확보(손목 통증 경감, 혈액순환 증진, 손저림 감소), 팔목, 어깨 이완

손바닥을 편다는 것은 내려놓는다는 뜻이다. 움켜쥔 것을 놓는 것이다. 싸울 때는 자연스럽게 손바닥을 모아 주먹을 쥔다. 주먹을 모으면 뇌도 긴장하고 스트레스반응을 유도해 몸을 변화시킨다. 손을 비워 보자. 컴퓨터 마우스, 볼펜, 휴대폰 등 평소 내가 가장 많이 손길을 주는 것에서 손을 비워 내 보자. 손바닥에 있는 근육은 가슴근육까지 연결되어 있다. 손을 모으고 움켜쥐게 되면 가슴도 앞으로 당겨지고 쏠리게 된다.

어느 시대와 어느 나라에서든 몸으로 이완을 표현할 때는 늘 손이 펼쳐져 있음을 보게 된다. 박수를 칠 때, 인사를 할 때, 도움의 손길을 내밀 때, 만세를 부를 때, 명상을 할 때, 손바닥은 늘 펴져 있다. 그러나 경쟁을 하고 싸울 때, 바쁠 때, 그때의 손은 늘 무언가를 쥐고 있고 모으고 있다. 감각이 가장 뛰어난 손바닥을 모으고 있는 상태를, 우리 뇌는 스트레스와 긴장으로 해석한다.

일상에서 잠시라도 멈추고 손을 비우고 펼쳐 보자. 상대를 안심시키기 위해 손에 아무것도 없다는 것을 보여 주는 것처럼, 우리 뇌를 안정시키기 위해 손을 비워 보자.

스트레스의 연속 상황에서 오히려 손을 펼침으로써, 몸의 과한 스트레스반응을 최소화하여 스트레스를 해독하자. 바쁜 일상에서 손에 움켜쥔 것들을 내려놓고 편다는 것은 물질을 비움으로 내 삶에 의미를 채움을 상징한다.

깊게 호흡한다

> **주요 효과** : 스트레스 감소, 공황장애 호전, 불안 감소, 항암효과, 소화 증진, 면역 개선, 심혈관질환 개선, 뇌질환 개선, 뇌 디톡스

건강지속력 자세를 유지한 상태에서 천천히 깊이 호흡을 이어나가 보자. 최소 10번 정도를 진행해 보자. 그러면 표면적이고 타이틀에 갇힌 내가 아니라 '참나'를 마주하게 될 것이다. 깊은 바닷속 참나가 되어 바다의 표면에 일어나는 파도에 맞서 수고하고 있는 나를 바라볼 수 있을 것이다. 날씨와 파도를 멀리서 지켜보며 '그래서 내가 힘들었구나, 그래서 내가 화가 나는구나, 그래서 내가 섭섭하구나, 그래서 내가 아팠구나, 그래서 내가 그랬구나.'라고 바라봐 주자. 그것만으로도 스트레스 파도에 흔들리지 않고, 그 파도를 알고 심해에서 참나로 관망하면서 파도가 잠잠해지길 평안히 기다릴 수 있다.

깊은 호흡을 하다 보면 구름 위 높은 고도의 푸른 하늘 같은 참나를 마주하기도 한다. 태풍 위에서도 늘 푸른 하늘. 일시적으로 구름이 가릴 수 있으나 시간의 바람이 불면 변함없이 나타나는 푸른 참나. 여행을 위해 비행기를 타면 좋은 것 중 하나는 창가로 보이는 구름 위 푸른 하늘이 아닐까.

푸른 하늘에는 시각적으로 몸과 마음에 결과를 얻기 위해 노력하거나 걱정하는 마음이나, 조바심을 일으키는 자극이 없다. 하

늘 아래를 쳐다보며 뭘 그렇게 조바심 내며 열심히 살았을까 초연해진다. 그래서 여행은 나의 본연의 모습으로 돌아가는 성찰이다. 삶에서 깊은 호흡은 여행과 같다. 언제든 바로 떠날 수 있다.

오늘의 할 일 리스트를 잠시 덮고 깊이 호흡해 보면 어떨까. 회의 중에 혼자 조용히 몰래 깊이 호흡해 보면 어떨까. 발표 무대로 걸어 들어가는 길에 잠시 멈춰 깊이 호흡해 보면 어떨까.

삶의 다양한 바람들로 인해 초조함의 파도가 밀려오고, 걱정의 구름이 나를 뒤덮을 때 깊이 호흡하면 된다. 그럼 내 깊은 호흡의 바람이 파도를 잔잔하게 하고 구름을 물러나게 할 것이다.

영혼의 호흡을 기도라고 한다. 기도의 어원을 따라가다 보면 히브리어 '테필라^{Tefillah}'로 '자기 자신을 살펴보다'라는 뜻이 있다. 이는 동사 '팔랄^{Pallal}'에서 파생되었으며 그 뜻은 '판단'이다. 깊게 호흡한다는 것은 참나를 살펴보고 내 삶의 판단을 하는 기도임을 상징한다. 어떤 조건에서도 어떤 환경과 제한 속에서도 나를 존중하고, 지금을 감사하고, 모든 것에서 자유하며 내 생명이 가치 있다고 판단하는 것이다.

이것이 웰빙의 완성일 것이다. 무언가를 달라고 하는 기도를 멈추자. 무언가 더 가지려고 하는 호흡도 멈추자. 생명 그 자체로 모든 것을 가진 것이다. 생명은 끝이 없다. 영원하다.

오늘 건강지속력 자세로 깊은 호흡을 선물해 주자. 그 누구도 아닌, 아프도록 수고한 바로 당신에게.

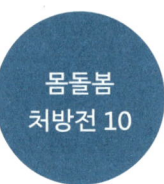

몸돌봄 처방전 10

처방 내역	건강지속력 자세와 깊은 호흡	
순번	처방 실천 설명	행동
1	고개를 든다. 미소를 짓는다. 어깨를 펼친다. 손바닥을 편다. 가슴을 편다. 허리를 세운다. 깊게 호흡한다.	동시에 7가지 자세 유지하게 시간 자유
2	초조함의 파도와 걱정의 구름이 밀려올 때 깊이 호흡해 본다. 편안한 음악과 함께해도 좋다.	수시로
3	건강지속력 자세와 깊은 호흡 챌린지 365일 계획해 본다. 편하게 앉아서, 서서, 걸으면서 모두 가능하다.	지금 당장 결심하기
효능 효과	• 참건강 완성	

자기돌봄의학(Selfcare Medicine)

이 책을 전하는 마음
'건강지속의 비밀'을 공유하기까지 그리고 이 세상 모든, 아프도록 수고한 당신에게

'나무 한 그루를 베어 낼 만한 가치가 있는 책'을 만든다며 이 책의 출간에 힘을 실어 주신 보리출판사 식구들. 특별히, 캐나다 로키산맥에서도 이 원고를 붙들고 계셨던 송추향 편집자님, 고맙습니다.

이 세상이 참 건강하도록 돕자는 뜻에 함께 마음과 재능을 모아 준 자기돌봄의학 팀원들과 천재적인 파트너 서정진 님, 고맙습니다.

큰 수고가 요구되는 현 의료시스템에서도, '참 진료'를 고민하며 새 길을 열어 가시는 사랑하는 의료인 제자들. 각자의 여정에서 저를 '스승'삼아 주시고 응원해 주신 것, 고맙습니다.

이제 더이상 환자가 아니라, 자기돌봄을 통해 건강을 이뤄 내신 모든 국내외 '자기돌보미'들! 45개국에 흩어져 계시지만 이 책을 기다려 주시고 응원해 주고 계신 것, 고맙습니다.

존재만으로도 감동인데, 집필로 늦는 날이면 베개 밑에 편지로 힘을 실어 준 세 아이들, 그리고 이 책의 첫 시작부터 '아내'로 등장하여 건강의 비밀을 찾기까지 '동반자'가 되어 수고해 준 당신, 참 고맙습니다.

건강지속력의 비밀을 책으로 공유하기까지 보이지 않은 손길과 이름으로 뜻을 모아 준 분들께 감사드립니다.

자기돌봄이 낯설고 잃어버린 시대. 경쟁 플랫폼 위에서 자기존중이 아닌 타인의 평가에 가치가 매겨지는 시대. 타인에 의한 수동적 치료에 의존하지 않으면 건강할 수 없다는 두려움이 만연하여 자기 안의 능동적 치유가 초라해 보이는 시대. 질병의 유무로 건강을 판가름하는 시대. 의학에서 놓친 의학의 본질, 바로 생명이 전해 준 삶의 가치와 삶의 예술을 바라보지 못하게 만든 시대.

이러한 시대에 아프도록 수고해야만 했던 당신.

저는 믿습니다. 이 세상이 조금이라도 아름답게 발전해 온 건 아프도록 수고한 당신 덕분입니다. 자기 꿈을 돌보고, 가족을 돌보고, 사회를 돌보느라 아프도록 수고한 당신. 이제 당신을 돌볼 차례입니다. 이것이 참건강의 시작입니다. 이미 당신 안에 있는 건강파랑새를 마주하시면 됩니다.

이 책이 제시하는 마음과 몸 돌봄으로 당신 안의 건강파랑새와 마주하고 함께 자유하시면 됩니다. 삶에서 마주했고, 마주하며, 마주할 많은 일들 앞에서 자기를 잃지 않고 나로서 살아 낼 수 있는 그것이 바로 참건강입니다.

아프도록 수고한 당신,
참 고맙습니다.

참고문헌

1장 아픔의 시작은 수고

1. Lieberman, D. Z.; Long, M. E., The Molecule of More: How a Single Chemical in Your Brain Drives Love, Sex, and Creativity--and Will Determine the Fate of the Human Race. BenBella Books: 2018.
2. Pilozzi, A.; Carro, C.; Huang, X., Roles of β-Endorphin in Stress, Behavior, Neuroinflammation, and Brain Energy Metabolism. Int J Mol Sci 2020, 22 (1).
3. Attwell, D.; Laughlin, S. B., An Energy Budget for Signaling in the Grey Matter of the Brain. Journal of Cerebral Blood Flow & Metabolism 2001, 21 (10), 1133-1145.
4. Almajwal, A.; Alam, I.; Zeb, F.; Fatima, S., Energy metabolism and allocation in selfish immune system and brain: a beneficial role of insulin resistance in aging. Food and Nutrition Sciences 2018, 10 (1), 64-80.
5. Britton, R.; Krehbiel, C., Nutrient metabolism by gut tissues. J Dairy Sci 1993, 76 (7), 2125-31.
6. Brunelleschi, S., Immune response and auto-immune diseases: gender does matter and makes the difference. The Italian Journal of Gender-Specific Medicine 2016, 2 (1), 5-14.
7. Furman, D.; Campisi, J.; Verdin, E.; Carrera-Bastos, P.; Targ, S.; Franceschi, C.; Ferrucci, L.; Gilroy, D. W.; Fasano, A.; Miller, G. W.; Miller, A. H.; Mantovani, A.; Weyand, C. M.; Barzilai, N.; Goronzy, J. J.; Rando, T. A.; Effros, R. B.; Lucia, A.; Kleinstreuer, N.; Slavich, G. M., Chronic inflammation in the etiology of disease across the life span. Nature Medicine 2019, 25 (12), 1822-1832.

2장 누구나 타고나는 건강지속력

8. Seymour, B., Pain: a precision signal for reinforcement learning and control. Neuron 2019, 101 (6), 1029-1041.
9. Jänig, W., Sympathetic nervous system and inflammation: a conceptual view. Autonomic Neuroscience 2014, 182, 4-14.
10. Scott-Solomon, E.; Boehm, E.; Kuruvilla, R., The sympathetic nervous system in development and disease. Nature Reviews Neuroscience 2021, 22 (11), 685-702.
11. Victor, R. G.; Bertocci, L. A.; Pryor, S. L.; Nunnally, R. L., Sympathetic nerve discharge is coupled to muscle cell pH during exercise in humans. The Journal of clinical investigation 1988, 82 (4), 1301-1305.
12. von der Weid, P.-Y., Lymphatic vessel pumping. Smooth Muscle Spontaneous Activity: Physiological and Pathological Modulation 2019, 357-377.
13. Drissi, I.; Woods, W. A.; Woods, C. G., Understanding the genetic basis of congenital insensitivity to pain. British Medical Bulletin 2020, 133 (1), 65-78.

14. Rodríguez-Blanque, R.; Nielsen, L. M.; Piqueras-Sola, B.; Sánchez-García, J. C.; Cortés-Martín, C.; Reinoso-Cobo, A.; Cortés-Martín, J., A Systematic Review of Congenital Insensitivity to Pain, a Rare Disease. Journal of Personalized Medicine 2024, 14 (6), 570.
15. Schon, K. R.; Parker, A. P. J.; Woods, C. G., Congenital insensitivity to pain overview. 2020.
16. Enfield, N. J.; Wierzbicka, A., Introduction: The body in description of emotion. Pragmatics & Cognition 2002, 10 (The Body in Description of Emotion), 125.
17. Rolls, E. T., On the brain and emotion. Behavioral and brain sciences 2000, 23 (2), 219-228.
18. Von Korff, M.; Simon, G., The relationship between pain and depression. The British journal of psychiatry 1996, 168 (S30), 101-108.
19. Michalak, J.; Mischnat, J.; Teismann, T., Sitting posture makes a difference—embodiment effects on depressive memory bias. Clinical Psychology & Psychotherapy 2014, 21 (6), 519-524.
20. Michalak, J.; Troje, N. F.; Fischer, J.; Vollmar, P.; Heidenreich, T.; Schulte, D., Embodiment of sadness and depression—gait patterns associated with dysphoric mood. Psychosomatic medicine 2009, 71 (5), 580-587.
21. Canales, J. Z.; Fiquer, J. T.; Campos, R. N.; Soeiro-de-Souza, M. G.; Moreno, R. A., Investigation of associations between recurrence of major depressive disorder and spinal posture alignment: A quantitative cross-sectional study. Gait & posture 2017, 52, 258-264.

3장 마음돌봄 처방

마음돌봄 처방 1

22. Kelso, J. S., Dynamic patterns: The self-organization of brain and behavior. MIT press: 1995.
23. Webb, R.; Ayers, S., Cognitive biases in processing infant emotion by women with depression, anxiety and post-traumatic stress disorder in pregnancy or after birth: A systematic review. Cognition and Emotion 2015, 29 (7), 1278-1294.
24. Kingston, D.; Tough, S.; Whitfield, H., Prenatal and postpartum maternal psychological distress and infant development: a systematic review. Child Psychiatry & Human Development 2012, 43, 683-714.
25. McRae, K.; Gross, J. J.; Weber, J.; Robertson, E. R.; Sokol-Hessner, P.; Ray, R. D.; Gabrieli, J. D.; Ochsner, K. N., The development of emotion regulation: an fMRI study of cognitive reappraisal in children, adolescents and young adults. Social cognitive and affective neuroscience 2012, 7 (1), 11-22.
26. Von Bernhardi, R.; Bernhardi, L. E.-v.;

Eugenín, J., What is neural plasticity? The plastic brain 2017, 1-15.
27. Galván, A., Neural plasticity of development and learning. Human brain mapping 2010, 31 (6), 879-890.
28. Sejnowski, T. J.; Tesauro, G., The Hebb rule for synaptic plasticity: algorithms and implementations. In Neural models of plasticity, Elsevier: 1989; pp 94 103.
29. Warren, B. In The top five regrets of the dying: A life transformed by the dearly departing, Baylor University Medical Center Proceedings, Taylor & Francis: 2012; pp 299-300.

마음돌봄 처방 2

30. McGonigal, K., The upside of stress: Why stress is good for you, and how to get good at it. Penguin: 2016.
31. Keller, A.; Litzelman, K.; Wisk, L. E.; Maddox, T.; Cheng, E. R.; Creswell, P. D.; Witt, W. P., Does the perception that stress affects health matter? The association with health and mortality. Health psychology 2012, 31 (5), 677.
32. Young, E. A.; Abelson, J.; Lightman, S. L., Cortisol pulsatility and its role in stress regulation and health. Frontiers in neuroendocrinology 2004, 25 (2), 69-76.
33. Andersen, B. L.; Kiecolt-Glaser, J. K.; Glaser, R., A biobehavioral model of cancer stress and disease course. 1999.
34. Ouanes, S.; Popp, J., High cortisol and the risk of dementia and Alzheimer's disease: a review of the literature. Frontiers in aging neuroscience 2019, 11, 43.
35. Smith, G. D.; Ben-Shlomo, Y.; Beswick, A.; Yarnell, J.; Lightman, S.; Elwood, P., Cortisol, testosterone, and coronary heart disease: prospective evidence from the Caerphilly study. Circulation 2005, 112 (3), 332-340.
36. Schoorlemmer, R.; Peeters, G.; Van Schoor, N.; Lips, P., Relationships between cortisol level, mortality and chronic diseases in older persons. Clinical endocrinology 2009, 71 (6), 779-786.
37. Boudarene, M.; Legros, J.; Timsit-Berthier, M., Study of the stress response: role of anxiety, cortisol and DHEAs. L'encephale 2002, 28 (2), 139-146.
38. Dutheil, F.; de Saint Vincent, S.; Pereira, B.; Schmidt, J.; Moustafa, F.; Charkhabi, M.; Bouillon-Minois, J.-B.; Clinchamps, M., DHEA as a biomarker of stress: a systematic review and meta-analysis. Frontiers in Psychiatry 2021, 12, 688367.
39. van Vollenhoven, R. F.; Engleman, E. G.; McGuire, J. L., An open study of dehydroepiandrosterone in systemic lupus erythematosus. Arthritis Rheum 1994, 37 (9), 1305-10.
40. Kamin, H. S.; Kertes, D. A., Cortisol and DHEA in development and psychopathology. Horm Behav 2017, 89, 69-85.

마음돌봄 처방 3

41. Baumeister, R. F.; Garbinsky, E. N. In

Some Key Differences between a Happy Life and a Meaningful Life, 2012.
42. Baumeister, R. F.; Bratslavsky, E.; Finkenauer, C.; Vohs, K. D., Bad is Stronger than Good. Review of General Psychology 2001, 5 (4), 323-370.
43. Astin, J. A.; Shapiro, S. L.; Eisenberg, D. M.; Forys, K. L., Mind-body medicine: state of the science, implications for practice. J Am Board Fam Pract 2003, 16 (2), 131-47.
44. Barrett, L. F., How emotions are made: The secret life of the brain. Pan Macmillan: 2017.
45. Carney, D. R.; Cuddy, A. J.; Yap, A. J., Power posing: brief nonverbal displays affect neuroendocrine levels and risk tolerance. Psychol Sci 2010, 21 (10), 1363-8.
46. Ashhad, S.; Kam, K.; Del Negro, C. A.; Feldman, J. L., Breathing rhythm and pattern and their influence on emotion. Annual review of neuroscience 2022, 45, 223 247.

마음돌봄 처방 4

47. Jackson, M. L.; Bruck, D., Sleep abnormalities in chronic fatigue syndrome/myalgic encephalomyelitis: a review. Journal of Clinical Sleep Medicine 2012, 8 (6), 719-728.
48. Koyama, A.; Okereke, O. I.; Yang, T.; Blacker, D.; Selkoe, D. J.; Grodstein, F., Plasma amyloid-β as a predictor of dementia and cognitive decline: a systematic review and meta-analysis. Archives of neurology 2012, 69 (7), 824-831.

마음돌봄 처방 5

49. Alexander, E., The map of heaven: How science, religion, and ordinary people are proving the afterlife. Simon and Schuster: 2014.
50. Davidson, R. J., Anxiety and affective style: role of prefrontal cortex and amygdala. Biol Psychiatry 2002, 51 (1), 68-80.
51. Shin, L. M.; Wright, C. I.; Cannistraro, P. A.; Wedig, M. M.; McMullin, K.; Martis, B.; Macklin, M. L.; Lasko, N. B.; Cavanagh, S. R.; Krangel, T. S., A functional magnetic resonance imaging study of amygdala and medial prefrontal cortex responses to overtly presented fearful faces in posttraumatic stress disorder. Archives of general psychiatry 2005, 62 (3), 273-281.

마음돌봄 처방 6

52. Goldberger, J. J.; Challapalli, S.; Tung, R.; Parker, M. A.; Kadish, A. H., Relationship of heart rate variability to parasympathetic effect. Circulation 2001, 103 (15), 1977-83.
53. Nycz, B.; Mandera, M., The features of the glymphatic system. Auton Neurosci 2021, 232, 102774.
54. Wilson, S. J.; Woody, A.; Padin, A. C.;

Lin, J.; Malarkey, W. B.; Kiecolt Glaser, J. K., Loneliness and telomere length: immune and parasympathetic function in associations with accelerated aging. Annals of Behavioral Medicine 2019, 53 (6), 541-550.
55. Fox, G. R.; Kaplan, J.; Damasio, H.; Damasio, A., Neural correlates of gratitude. Front Psychol 2015, 6, 1491.
56. Kini, P.; Wong, J.; McInnis, S.; Gabana, N.; Brown, J. W., The effects of gratitude expression on neural activity. Neuroimage 2016, 128, 1-10.
57. Ginty, A. T.; Tyra, A. T.; Young, D. A.; John-Henderson, N. A.; Gallagher, S.; Tsang, J. C., State gratitude is associated with lower cardiovascular responses to acute psychological stress: A replication and extension. Int J Psychophysiol 2020, 158, 238-247.
58. Jans-Beken, L.; Jacobs, N.; Janssens, M.; Peeters, S.; Reijnders, J.; Lechner, L.; Lataster, J., Gratitude and health: An updated review. The Journal of Positive Psychology 2020, 15 (6), 743-782.

마음돌봄 처방 7

59. Lawler, K. A.; Younger, J. W.; Piferi, R. L.; Jobe, R. L.; Edmondson, K. A.; Jones, W. H., The unique effects of forgiveness on health: an exploration of pathways. J Behav Med 2005, 28 (2), 157-67.
60. Blackburn, E.; Epel, E., The telomere effect: A revolutionary approach to living younger, healthier, longer. Hachette UK: 2017.
61. Davinelli, S.; De Vivo, I., Lifestyle choices, psychological stress and their impact on ageing: the role of telomeres. Centenarians: An Example of Positive Biology 2019, 135-148.
62. North, J., "Wrongdoing and forgiveness.". Philosophy 1987, 62.242 499-508.
63. Enright, R. D., "The moral development of forgiveness." Handbook of moral behavior and development. 2014, 123-152.
64. Gouin, J. P.; Kiecolt-Glaser, J. K.; Malarkey, W. B.; Glaser, R., The influence of anger expression on wound healing. Brain Behav Immun 2008, 22 (5), 699-708.
65. Moons, W. G.; Shields, G. S., Anxiety, not anger, induces inflammatory activity: An avoidance/approach model of immune system activation. Emotion 2015, 15 (4), 463-76.
66. Chida, Y.; Steptoe, A., The association of anger and hostility with future coronary heart disease: a meta-analytic review of prospective evidence. J Am Coll Cardiol 2009, 53 (11), 936-46.
67. Rapp, H.; Wang Xu, J.; Enright, R. D., A meta-analysis of forgiveness education interventions' effects on forgiveness and anger in children and adolescents. Child Dev 2022, 93 (5), 1249-1269.

마음돌봄 처방 8

68. Zessin, U.; Dickhäuser, O.; Garbade, S., The Relationship Between SelfCompassion and Well-Being: A Meta-Analysis. Appl Psychol Health Well Being 2015, 7 (3), 340-64.

마음돌봄 처방 9

69. Kurtz, J. L.; Welch, C. A., 20 - The Emotion of Happiness. In Emotion Measurement, Meiselman, H. L., Ed. Woodhead Publishing: 2016; pp 501-511.
70. Taylor, T.; DLUHY, R. G.; Williams, G. H., β-Endorphin suppresses adrenocorticotropin and cortisol levels in normal human subjects. The Journal of Clinical Endocrinology & Metabolism 1983, 57 (3), 592-596.
71. Zheng, R., Pleasure and Achievement: Dopamine and Endorphins. Highlights In Science, Engineering and Technology 2022, 6, 83-89.
72. Sarkar, D. K.; Murugan, S.; Zhang, C.; Boyadjieva, N., Regulation of cancer progression by β-endorphin neuron. Cancer Res 2012, 72 (4), 836-40.
73. Foley, K. M.; Kourides, I. A.; Inturrisi, C. E.; Kaiko, R. F.; Zaroulis, C. G.; Posner, J. B.; Houde, R. W.; Li, C. H., β-Endorphin: Analgesic and hormonal effects in humans. Proceedings of the National Academy of Sciences 1979, 76 (10), 5377-5381.
74. Pilozzi, A.; Carro, C.; Huang, X., Roles of β-endorphin in stress, behavior, neuroinflammation, and brain energy metabolism. International journal of molecular sciences 2020, 22 (1), 338.
75. Romeo, M.; Vizioli, L.; Breukink, M.; Aganloo, K.; Lao, J.; Cotrufo, S.; Caldara, R.; Morley, S., A functional magnetic resonance imaging paradigm to identify distinct cortical areas of facial function: a reliable localizer. Plastic and reconstructive surgery 2013, 131 (4), 527e-533e.
76. Hontanilla, B.; Cabello, A., Spontaneity of smile after facial paralysis rehabilitation when using a non-facial donor nerve. Journal of Cranio-Maxillofacial Surgery 2016, 44 (9), 1305-1309.
77. Almay, B. G. L.; Johansson, F.; Von Knorring, L.; Terenius, L.; Wahlstrom, A., Endorphins in chronic pain. I. Differences in CSF endorphin levels between organic and psychogenic pain syndromes. Pain 1978, 5 (2), 153-162.
78. Lipman, J. J.; Miller, B. E.; Mays, K. S.; Miller, M. N.; North, W. C.; Byrne, W. L., Peak B endorphin concentration in cerebrospinal fluid: reduced in chronic pain patients and increased during the placebo response. Psychopharmacology 1990, 102 (1), 112-116.

4장 몸돌봄 처방

몸돌봄 처방 1

79. Mathers, C. D.; Boerma, T.; Ma Fat, D.,

Global and regional causes of death. British Medical Bulletin 2009, 92 (1), 7-32.
80. Czosnyka, M.; Pickard, J. D., Monitoring and interpretation of intracranial pressure. Journal of Neurology, Neurosurgery & Psychiatry 2004, 75 (6), 813-821.
81. Friedman, D. I., Headaches Due to Low and High Intracranial Pressure. Continuum (Minneap Minn) 2018, 24 (4, Headache), 1066-1091.
82. Dempsey, P. C.; Larsen, R. N.; Dunstan, D. W.; Owen, N.; Kingwell, B. A., Sitting Less and Moving More: Implications for Hypertension. Hypertension 2018, 72 (5), 1037-1046.
83. Samuels, M. A., The Brain–Heart Connection. Circulation 2007, 116

몸돌봄 처방 2

84. Zhang, G. Q.; Zhang, W., Heart rate, lifespan, and mortality risk. Ageing Research Reviews 2009, 8 (1), 52-60.
85. Palatini, P.; Julius, S., Elevated Heart Rate: A Major Risk Factor for Cardiovascular Disease. Clinical and Experimental Hypertension 2004, 26 (7-8), 637-644.
86. Chang, Q.; Liu, R.; Shen, Z., Effects of slow breathing rate on blood pressure and heart rate variabilities. International Journal of Cardiology 2013, 169 (1), e6-e8.
87. Joseph, C. N.; Porta, C.; Casucci, G.; Casiraghi, N.; Maffeis, M.; Rossi, M.; Bernardi, L., Slow Breathing Improves Arterial Baroreflex Sensitivity and Decreases Blood Pressure in Essential Hypertension. Hypertension 2005, 46 (4), 714-718.

몸돌봄 처방 3

88. Kim, B. J.; Ahn, J.; Cho, H.; Kim, D.; Kim, T.; Yoon, B., Rehabilitation with osteopathic manipulative treatment after lumbar disc surgery: a randomised, controlled pilot study. International Journal of Osteopathic Medicine 2015, 18 (3), 181-188.
89. Kim, B. J.; Ahn, J.; Cho, H.; Kim, D.; Kim, T.; Yoon, B., Early individualised manipulative rehabilitation following lumbar open laser microdiscectomy improves early post-operative functional disability: A randomized, controlled pilot study. Journal of Back and Musculoskeletal Rehabilitation 2016, 29 (1), 23-29.
90. Kim, B. J.; Kim, T.; Ahn, J.; Cho, H.; Kim, D.; Yoon, B., Manipulative rehabilitation applied soon after lumbar disc surgery improves late post-operative functional disability: A preliminary 2-year follow-up study. Journal of Back and Musculoskeletal Rehabilitation 2017, 30 (5), 999-1004.
91. McMillan, D. W.; Garbutt, G.; Adams, M. A., Effect of sustained loading on the water content of intervertebral discs: implications for disc metabolism. Annals of the Rheumatic Diseases 1996, 55 (12), 880-887.

몸돌봄 처방 4

92. Rogers, J.; Cooper, N. R.; Webster, S.; Schultz, J.; McGeer, P. L.; Styren, S. D.; Civin, W. H.; Brachova, L.; Bradt, B.; Ward, P., Complement activation by beta amyloid in Alzheimer disease. Proceedings of the National Academy of Sciences 1992, 89 (21), 10016-10020.

93. Ma, Q.; Ineichen, B. V.; Detmar, M.; Proulx, S. T., Outflow of cerebrospinal fluid is predominantly through lymphatic vessels and is reduced in aged mice. Nature communications 2017, 8 (1), 1434.

94. Da Mesquita, S.; Louveau, A.; Vaccari, A.; Smirnov, I.; Cornelison, R. C.; Kingsmore, K. M.; Contarino, C.; Onengut-Gumuscu, S.; Farber, E.; Raper, D., Functional aspects of meningeal lymphatics in ageing and Alzheimer's disease. Nature 2018, 560 (7717), 185-191.

95. Levy, L.; Di Chiro, G., MR phase imaging and cerebrospinal fluid flow in the head and spine. Neuroradiology 1990, 32, 399-406.

96. Aktas, G.; Kollmeier, J. M.; Joseph, A. A.; Merboldt, K.-D.; Ludwig, H.-C.; Gärtner, J.; Frahm, J.; Dreha-Kulaczewski, S., Spinal CSF flow in response to forced thoracic and abdominal respiration. Fluids and Barriers of the CNS 2019, 16, 1-8.

몸돌봄 처방 5

97. Smyth, M. J.; Cretney, E.; Kelly, J. M.; Westwood, J. A.; Street, S. E. A.; Yagita, H.; Takeda, K.; Dommelen, S. L. H. v.; Degli-Esposti, M. A.; Hayakawa, Y., Activation of NK cell cytotoxicity. Molecular Immunology 2005, 42 (4), 501-510.

98. Sewell, H. F.; Halbert, C. F.; Robins, R. A.; Galvin, A.; Chan, S.; Blamey, R. W., Chemotherapy-induced differential changes in lymphocyte subsets and natural-killer-cell function in patients with advanced breast cancer. International journal of cancer 1993, 55 (5), 735-738.

99. Uchida, A.; Kolb, R.; Micksche, M., Generation of suppressor cells for natural killer activity in cancer patients after surgery. Journal of the National Cancer Institute 1982, 68 (5), 735-741.

100. Li, Q.; Morimoto, K.; Nakadai, A.; Inagaki, H.; Katsumata, M.; Shimizu, T.; Hirata, Y.; Hirata, K.; Suzuki, H ; Miyazaki, Y., Forest bathing enhances human natural killer activity and expression of anti-cancer proteins. International journal of immunopathology and pharmacology 2007, 20 (2_suppl), 3-8.

101. Kim, B. J.; Jeong, H.; Park, S.; Lee, S., Forest adjuvant anti-cancer therapy to enhance natural cytotoxicity in urban women with breast cancer: A preliminary prospective interventional study. European Journal of Integrative Medicine 2015, 7 (5), 474-478.

몸돌봄 처방 6

102. Bauer, U. E.; Briss, P. A.; Goodman, R. A.; Bowman, B. A., Prevention of chronic disease in the 21st century: elimination of the leading preventable causes of premature death and disability in the USA. The Lancet 2014, 384 (9937), 45-52.
103. Greider, C. W., Telomere length regulation. Annual review of biochemistry 1996, 65 (1), 337-365.
104. Hoge, E. A.; Chen, M. M.; Orr, E.; Metcalf, C. A.; Fischer, L. E.; Pollack, M. H.; DeVivo, I.; Simon, N. M., Loving-Kindness Meditation practice associated with longer telomeres in women. Brain, behavior, and immunity 2013, 32, 159-163.
105. Varela, E.; Blasco, M. A., 2009 Nobel Prize in Physiology or Medicine: telomeres and telomerase. Oncogene 2010, 29 (11), 1561-1565.
106. Blackburn, E. H.; Greider, C. W.; Szostak, J. W., Telomeres and telomerase: the path from maize, Tetrahymena and yeast to human cancer and aging. Nature medicine 2006, 12 (10), 1133-1138.
107. Østhus, I. B. Ø.; Sgura, A.; Berardinelli, F.; Alsnes, I. V.; Brønstad, E.; Rehn, T.; Støbakk, P. K.; Hatle, H.; Wisløff, U.; Nauman, J., Telomere length and long-term endurance exercise: does exercise training affect biological age? A pilot study. PloS one 2012, 7 (12), e52769.
108. Schutte, N. S.; Malouff, J. M.; Keng, S.-L., Meditation and telomere length: a meta-analysis. Psychology & Health 2020, 35 (8), 901-915.
109. Liao, K.; Yu, L.; He, B.; Huang, B.; Yang, K.; Saren, G.; Wang, S.; Zhou, X.; Jiang, H., Carotid baroreceptor stimulation prevents arrhythmias induced by acute myocardial infarction through autonomic modulation. Journal of cardiovascular pharmacology 2014, 64 (5), 431-437.
110. Giles, P. D.; Hensel, K. L.; Pacchia, C. F.; Smith, M. L., Suboccipital decompression enhances heart rate variability indices of cardiac control in healthy subjects. The Journal of Alternative and Complementary Medicine 2013, 19 (2), 92-96.

몸돌봄 처방 7

111. Aharon-Peretz, J.; Harel, T.; Revach, M.; Ben-Haim, S. A., Increased sympathetic and decreased parasympathetic cardiac innervation in patients with Alzheimer's disease. Archives of neurology 1992, 49 (9), 919-922.
112. Bieber, M.; Werner, R. A.; Tanai, E.; Hofmann, U.; Higuchi, T.; Schuh, K.; Heuschmann, P. U.; Frantz, S.; Ritter, O.; Kraft, P., Stroke-induced chronic systolic dysfunction driven by sympathetic overactivity. Annals of neurology 2017, 82 (5), 729-743.
113. Esler, M., The sympathetic system and

hypertension. American journal of hypertension 2000, 13 (S4), 99S-105S.
114. Henriksen, J. H.; Møller, S.; Ring-Larsen, H.; Christensen, N. J., The sympathetic nervous system in liver disease. Journal of hepatology 1998, 29 (2), 328-341.
115. Malpas, S. C., Sympathetic nervous system overactivity and its role in the development of cardiovascular disease. Physiological reviews 2010, 90 (2), 513-557.
116. McGirr, A.; Diaconu, G.; Berlim, M. T.; Pruessner, J. C.; Sablé, R.; Cabot, S.; Turecki, G., Dysregulation of the sympathetic nervous system, hypothalamicpituitary–adrenal axis and executive function in individuals at risk for suicide. Journal of Psychiatry and Neuroscience 2010, 35 (6), 399-408.
117. Perin, P. C.; Maule, S.; Quadri, R., Sympathetic nervous system, diabetes, and hypertension. Clinical and experimental hypertension 2001, 23 (1-2), 45-55.
118. Sloan, E. K.; Priceman, S. J.; Cox, B. F.; Yu, S.; Pimentel, M. A.; Tangkanangnukul, V.; Arevalo, J. M.; Morizono, K.; Karanikolas, B. D.; Wu, L., The sympathetic nervous system induces a metastatic switch in primary breast cancer. Cancer research 2010, 70 (18), 7042-7052.
119. van Gestel, A. J.; Steier, J., Autonomic dysfunction in patients with chronic obstructive pulmonary disease (COPD). Journal of thoracic disease 2010, 2 (4), 215.
120. Henderson, A. T.; Fisher, J. F.; Blair, J.; Shea, C.; Li, T. S.; Bridges, K. G., Effects of rib raising on the autonomic nervous system: a pilot study using noninvasive biomarkers. Journal of Osteopathic Medicine 2010, 110 (6), 324-330.
121. Wieting, J. M.; Beal, C.; Roth, G. L.; Gorbis, S.; Dillard, L.; Gilliland, D.; Rowan, J., The effect of osteopathic manipulative treatment on postoperative medical and functional recovery of coronary artery bypass graft patients. Journal of Osteopathic Medicine 2013, 113 (5), 384-393.
122. White, N. The immediate effect of osteopathic 'rib raising'technique on heart rate variability: a randomised sham controlled experiment, 2012.
123. Farthing, R.; Gosling, C.; Williams, K.; Vaughan, B., The effect of different rates of application of a rib raising technique on cardiovascular and respiratory measures in asymptomatic individuals. International Journal of Osteopathic Medicine 2006, 9 (1), 28.
124. Farthing, R. The effects of slow rib raising on heart rate, blood pressure, respiration rate and pain pressure threshold. Victoria University, 2005.
125. Friedrich, S. The Influence of Rib Raising on the Lung Function of Chronic

Obstructive Pulmonary Disease Patients. Master-Thesis zur Erlangung des Grades „Master of Science" in Osteopathie ..., 2010.

몸돌봄 처방 8

126. Bujoreanu, I.; Gupta, V., Anatomy, lymph nodes. In StatPearls [Internet], StatPearls Publishing: 2022.
127. Oliver, G.; Detmar, M., The rediscovery of the lymphatic system: old and new insights into the development and biological function of the lymphatic vasculature. Genes & development 2002, 16 (7), 773-783.
128. Cueni, L. N.; Detmar, M., The lymphatic system in health and disease. Lymphatic research and biology 2008, 6 (3-4), 109-122.
129. Hodge, L. M., Osteopathic lymphatic pump techniques to enhance immunity and treat pneumonia. International Journal of Osteopathic Medicine 2012, 15 (1), 13-21.
130. Pintal, W. J.; Kurtz, M. E., An integrated osteopathic treatment approach in acute otitis media. The Journal of the American Osteopathic Association 1989, 89 (9), 1139-1142.
131. Hodge, L. M.; Bearden, M. K.; Schander, A.; Huff, J. B.; Williams Jr, A.; King, H. H.; Downey, H. F., Lymphatic pump treatment mobilizes leukocytes from the gut associated lymphoid tissue into lymph. Lymphatic research and biology 2010, 8 (2), 103-110.
132. Mills, M. V.; Henley, C. E.; Barnes, L. L.; Carreiro, J. E.; Degenhardt, B. F., The use of osteopathic manipulative treatment as adjuvant therapy in children with recurrent acute otitis media. Archives of pediatrics & adolescent medicine 2003, 157 (9), 861-866.
133. Noll, D. R.; Degenhardt, B. F.; Morley, T. F.; Blais, F. X.; Hortos, K. A.; Hensel, K.; Johnson, J. C.; Pasta, D. J.; Stoll, S. T., Efficacy of osteopathic manipulation as an adjunctive treatment for hospitalized patients with pneumonia: a randomized controlled trial. Osteopathic medicine and primary care 2010, 4, 1-13.

몸돌봄 처방 9

134. Levine JA. Sick of sitting. Diabetologia. 2015;58(8):1751-1758
135. Barlow, C. E., Association between sitting time and cardiometabolic risk factors after adjustment for cardiorespiratory fitness, cooper center longitudinal study, 2010–2013. Preventing Chronic Disease 2016, 13.
136. van der Ploeg, H. P.; Chey, T.; Korda, R. J.; Banks, E.; Bauman, A., Sitting Time and All-Cause Mortality Risk in 222,497 Australian Adults. Archives of Internal Medicine 2012, 172 (6), 494-500.
137. Nachemson AL. Disc pressure measurements. Spine (Phila Pa 1976).

1981 Jan-Feb;6(1):93-7

몸돌봄 처방 10

138. Moezy, A.; Sepehrifar, S.; Dodaran, M. S., The effects of scapular stabilization based exercise therapy on pain, posture, flexibility and shoulder mobility in patients with shoulder impingement syndrome: a controlled randomized clinical trial. Medical journal of the Islamic Republic of Iran 2014, 28, 87.
139. Loudon, A.; Barnett, T.; Piller, N.; Immink, M. A.; Visentin, D.; Williams, A. D., The effects of yoga on shoulder and spinal actions for women with breast cancerrelated lymphoedema of the arm: A randomised controlled pilot study. BMC complementary and alternative medicine 2016, 16, 1-15.
140. Hojat, B.; Mahdi, E., Effect of different sitting posture on pulmonary function in students. Journal of Physiology and Pathophysiology 2011, 2 (3), 29-33.
141. Huggare, J. Å.; Laine-Alava, M. T., Nasorespiratory function and head posture. American Journal of Orthodontics & Dentofacial Orthopedics 1997, 112 (5), 507-511.
142. Pedersen, S. S. H.; Andresen, M.; Jørgensen, A. L.; Christoffersen, D. H.; Juhler, M., Relationship between flexion of the neck and changes in intracranial pressure. Fluids and Barriers of the CNS 2015, 12 (Suppl 1), P39.
143. Hennig, J.; Friebe, J.; Ryl, I.; Krämer, B.; Böttcher, J.; Netter, P., Upright posture influences salivary cortisol. Psychoneuroendocrinology 2000, 25 (1), 69-83.
144. Lee, H.; Xie, L.; Yu, M.; Kang, H.; Feng, T.; Deane, R.; Logan, J.; Nedergaard, M.; Benveniste, H., The effect of body posture on brain glymphatic transport. Journal of Neuroscience 2015, 35 (31), 11034-11044.
145. Mühlberger, A.; Wieser, M. J.; Gerdes, A. B.; Frey, M. C.; Weyers, P.; Pauli, P., Stop looking angry and smile, please: start and stop of the very same facial expression differentially activate threat-and reward-related brain networks. Social cognitive and affective neuroscience 2011, 6 (3), 321-329.
146. Sabbah, A., Smile analysis: diagnosis and treatment planning. Dental Clinics of North America 2022, 66 (3), 307-341.
147. Chang, J.; Zhang, M.; Hitchman, G.; Qiu, J.; Liu, Y., When you smile, you become happy: Evidence from resting state task-based fMRI. Biological Psychology 2014, 103, 100-106.
148. O'Doherty, J.; Winston, J.; Critchley, H.; Perrett, D.; Burt, D. M.; Dolan, R. J., Beauty in a smile: the role of medial orbitofrontal cortex in facial attractiveness. Neuropsychologia 2003, 41 (2), 147-155.

아프도록 수고한 당신에게
건강지속력

2025년 4월 15일 1판 1쇄 펴냄 | 2025년 5월 19일 1판 2쇄 펴냄

글쓴이 조셉킴
편집 김누리, 김성재, 송추향, 이경희, 임헌 | **디자인** 서채홍, 한아람
제작 심준엽 | **영업마케팅** 심규완, 양병희, 윤민영 | **영업관리** 안명선
새사업부 조서연 | **경영지원실** 차수민
인쇄와 제본 (주)상지사P&B

펴낸이 유문숙 | **펴낸 곳** (주)도서출판 보리 | **출판등록** 1991년 8월 6일 제9-279호
주소 (10881)경기도 파주시 직지길 492
전화 031-955-3535 | **전송** 031-950-9501
누리집 www.boribook.com | **전자우편** bori@boribook.com

ⓒ조셉킴, 2025

이 책의 내용을 쓰고자 할 때는 저작권자와 출판사의 허락을 받아야 합니다.
잘못된 책은 바꾸어 드립니다.
값 18,000원

보리는 나무 한 그루를 베어 낼 가치가 있는지 생각하며 책을 만듭니다.

ISBN 979-11-6314-406-9 03510